우리가 몰랐던

마늘 요리의 놀라운 비밀

우리가 몰랐던

마늘 요리의 놀라운 비밀

주부의 벗사 지음 | **한재복** 편역
구츠구츠 백성진 요리·감수

중앙생활사

감수사

한국인에게는 떼려야 뗄 수 없는 마늘

마늘은 대한민국을 대표하는 식품 중 하나라고 해도 과언이 아닐 정도로 한국인에게는 떼려야 뗄 수 없는 식재료 중 하나다. 그래서 더욱 마늘에 대해 알아야 하고 즐겨야 하며 효능을 느낄 필요가 있다.

우리나라 음식 중에 마늘이 들어가지 않는 것이 얼마나 있을까? 매운 음식이든 싱거운 음식이든 마을을 빼고는 한식을 논하기 어렵다. 또한 '기적의 식재료'라 불려도 손색이 없을 정도로 다양한 효능을 지니고 있는 마늘은 전 세계적으로 스태미나의 원천으로 불리기도 한다.

흔히 "밥을 '잘' 먹어야 건강하다"고 한다. 식재료의 효능과 효과를 바르게 알고, 적절한 양과 조리법으로 조리되어야 비로소 "'잘' 먹는다"고 할 수 있겠다. 그런 점에서 이 책은 독자들이 미처 알지 못했던 마늘의 효능을 알려줌과 동시에 다양한 방법으로 마늘을 즐길 수 있도록 도와주어 마늘을 '잘' 먹고 '잘' 이용할 수 있도록 해준다.

본서는 늘상 접하는 식상한 메뉴에서 벗어나 새롭게 맛볼 수 있는 마늘 요리를 소개하며, 실생활에서 미용과 건강을 위해 마늘을 이용하는 다양한 방법을 함께 제안한다. 매일 먹는 음식으로 너무 가깝고 흔해서 오히려 잘 알지 못했던 마늘의 기적적인 힘을 상세하게 설명한다. 우리 모두 본서를 통해서 마늘의 진짜 힘을 체험하여 건강한 일상을 손에 넣을 수 있기를 간절히 바란다.

구츠구츠 백성진

머리말

적당량 섭취로 성인병과 암 예방까지!

마늘은 기원전부터 피로회복에 도움이 되는 건강식품으로서 요리의 양념이나 약재로 민간에서 널리 애용해왔다. 마늘의 놀라운 약효는 장기 질환, 어깨결림, 피부병, 외상치료에 이르기까지 이미 많은 사람들이 경험으로 증명하였다. 게다가 과학적인 연구도 활발해서 점차 새로운 성분과 효과가 증명되고 있다. 최신 보고에 의하면 마늘이 생활습관에서 오는 성인병과 암 예방에도 효과가 있다고 하여 더 많은 기대를 하게 한다.

그러나 마늘이 아무리 효과가 뛰어나다고 해도 마늘만 섭취한다면 오히려 역효과가 날 수도 있다. 마늘은 효과가 뛰어난 만큼 자극도 강해서 너무 많이 먹게 되면 생각지도 못한 부작용이 있을 수 있고, 개인에 따라 적당한 섭취량이 다르므로 각자에게 알맞은 양을 매일매일 먹어야 효과가 나타난다. 또한 마늘은 약이 아니라 어디까지나 야채라는 사실을 잊지 말아야 한다. 마늘 그 자체의 맛을 즐기면서 다른 식재료와 함께 균형 있게 섭취해야 건강해질 수 있다.

이 책에서는 마늘의 성분과 효과, 질병 · 증상별 효능, 효과적인 이용법과 조리방법, 미용 등 외용에서의 활용법 그리고 다양한 체험담과 질의 · 응답까지 마늘의 모든 것에 대해 알기 쉽게 설명하였다. 독자 여러분의 건강한 생활에 많은 도움이 되기를 진심으로 기원한다.

차례

2장
질병과 증상에 따른 마늘의 효능

3장

꼭 알아야 하는 마늘 이용법

4장

건강을 부르는 마늘 요리

부록 마늘! 무엇이든 물어보세요

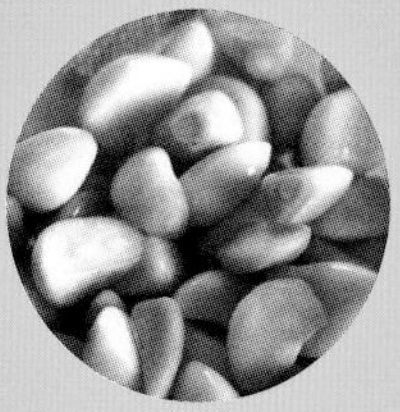

1장

마늘의 비밀

마늘의 효력은 어디에서 오는가? | 마늘의 냄새성분 '알리신'의 비밀 | 마늘비타민 B_1 '알리신' | 마늘의 다양한 약효성분 | 마늘의 예방 · 치료 효과 | 중국에서 빼놓을 수 없는 반찬 '초마늘' | 마늘을 먹으면 소도 감기에 걸리지 않는다

마늘의 효력은 어디에서 오는가?

오늘날처럼 마늘의 성분이 과학적으로 증명되기 전인 아득한 옛날부터 사람들은 마늘의 뛰어난 약효를 경험을 통해 이미 알고 있었다. 고대 이집트에서 피라미드 건설에 참여했던 노동자들의 경우 마늘을 먹었기 때문에 힘겨운 중노동을 견딜 수 있었다는 기록이 있다. 또한 그들은 노임 대신 마늘을 받았다고도 한다. 사막의 극심한 더위 속에서 피라미드를 건설하는 일은 상상할 수 없을 만큼 중노동이었을 것이다. 이런 노동자들에게 마늘을 줬다는 것은 당시 사람들도 마늘이 정력증강 및 피로회복에 효능이 있다는 사실을 잘 알고 있었다는 의미로 해석할 수 있다.

유럽에서는 중세에 크게 유행했던 결핵과 페스트 치료약으로서 마늘이 사용되어 상당한 효과를 거뒀다. 이것을 계기로 마늘에 악마를 쫓는 힘이 있다고 믿어 출입문에 장식하는 풍습이 생겼고, 지금도 마늘을 액막이용으로 사용하는 지방이 있다고 한다.

한편 중국에서도 마늘의 효력이 높이 평가되었다. 이것은 명나라 때의 약물서인 《본초강목》에 여러 장에 걸쳐서 마늘이 마치 만병통치약인 것처럼 그 효능이 기재되어 있는 것으로도 잘 알 수 있다.

이와 같이 마늘은 예로부터 요리의 양념뿐 아니라 해열제나 감기치료약으로도 사용되는 등 그 약효는 동서고금을 막론하고 잘 알려져 있다. 이러한 마늘의 효력은 어디에서 오는가? 이 문제에 대해 과학적인 연구가 진행되면서 많은 연구자들은 마늘의 강한 냄새에 효력의 비밀이 숨어 있는 것이 아닐까 추측하게 되었다. 그리하여 1942년 마늘향의 정체인 '알리신'이라는 물질을 발견하기에 이르렀다.

마늘의 냄새성분 '알리신'의 비밀

마늘의 약효는 '알리신'이라는 냄새성분을 빼놓고는 설명하기 어렵다. 알리신은 생마늘 속에서는 '알리인'이라는 무취의 성분으로 존재한다. 그러나 마늘을 칼로 자르거나 으깨서 세포가 파괴되면 '알리나제'라는 효소의 작용으로 화학 변화를 해서 '알리신'이 된다. 마늘 자체만으로는 그다지 냄새가 나지 않는데 으깸과 동시에 냄새가 나는 것은 이 때문이다.

알리신의 약효 중에서 가장 먼저 발견된 것은 살균·항균작용이다. 18세기 영국의 의학서에는 마늘의 알코올 추출물이 콜레라에 유효하다고 기술되어 있고, 1930년에 독일의 레이먼 박사는 마늘이 티푸스균과 대장균에 대해 강력한 살균작용을 보이는 것을 실험을 통해 확인했다. 또 슈바이처 박사는 아메바성 이질에 마늘이 효과가 있다고 기술했다.

알리신의 살균작용은 상당히 강력하여 12만 배로 희석시킨 마늘액에도 콜레라균과 티푸스균, 이질균에 대항하는 항균력이 있다. 이것은 알리신이 세균 속으로 들어가 단백질을 분해하고 그 기능을 억제하기 때문이다. 이러한 작용은 감기 세균과 인플루엔자에도 효과가 있어서 마늘을 상용하면 감기를 예방할 수 있다. 또 결핵 치료에도 효과가 있고 장내 나쁜 세균의 활동도 억제하기 때문에 장의 기능을 정상화하는 데도 많은 도움이 된다.

마늘은 외용약으로 사용해도 살균·항균작용이 뛰어나다. 제1차 세계대전에서는 부상병의 상처가 덧나는 것을 막기 위해 마늘을 외용약으로 사용했다고 한다. 이것은 알리신이 가지고 있는 항균력(1mg이 페니실린 15단위에 해당)을 이용한 두드러진 예다. 또한 마늘은 무좀, 습진, 피부병의 일종인 백선 등에도 효과가 있다.

마늘비타민 B_1 '알리신'

알리신은 티아민(비타민 B_1)과 결합하면 알리티아민이라는 물질을 생성하고, 체내에서 비타민 B_1과 같은 역할을 한다. 비타민 B_1은 활동에너지를 만들어내는 데 깊이 관여하는데, 에너지는 주로 당질에서 취하고 있지만 이 당질을 분해해서 에너지를 발생시키는 과정에 꼭 필요한 것이 바로 비타민 B_1이다. 비타민 B_1이 부족하면 당질 분해가 순조롭지 못하여 에너지 부족을 초래한다. 그렇게 되면 쉽게 피곤해지고 체력도 저하된다. 그러나 아쉽게도 비타민 B_1은 체내에 흡수되는 비율이 매우 낮아서 모처럼 섭취해도 대부분 체외로 빠져나간다.

그런데 알리티아민은 비타민 B_1과 같은 역할을 하면서도 비타민 B_1이 지닌 결점이 적다. 알리티아민의 우수한 점은 먼저 체내로 흡수되는 비율이 높다는 것이다. 비타민 B_1이 체내에서 한 번에 흡수되는 양은 겨우 10mg 정도지만 알리티아민은 무한정 흡수된다. 또 섭취된 알리티아민은 오랫동안 혈액 속에 남아 있을 수 있기 때문에 당장 필요하지 않은 성분도 바로 배설되지 않고 축적되어 필요에 따라 그때그때 공급할 수 있다.

게다가 비타민은 장내 아노일리나제균이라는 세균과 만나면 파괴되는 성질이 있지만 알리티아민은 파괴되지 않는다. 장내에 아노일리나제균을 많이 가지고 있는 사람은 비타민 B_1이 결핍되기 쉬우므로 이런 사람은 특히 알리티아민, 즉 마늘을 통한 비타민 B_1 보급이 상당히 효과가 있다. 이처럼 알리티아민은 비타민 B_1보다 오히려 더 유효한 성분으로 '마늘비타민 B_1' 혹은 '활성지속성 비타민'으로도 불린다.

마늘의 다양한 약효성분

알리신 이외의 물질인 스콜지닌은 신진대사를 원활히 하는 비타민 B_1과 같은 역할을 하고, 호르몬 계통을 자극해 정력을 증강하는 등의 효능이 있다. 또 마늘의 결합 능력에 의해 알리신이 지질과 결합하면 비타민 E와 같은 기능을 하는 지질 알리신이 된다. 비타민 E에는 혈액의 흐름을 원활히 하고 혈구를 늘리며, 산소를 전신으로 골고루 퍼지게 하고 세포를 신선하게 하는 기능이 있다.

알리신은 세포노화방지, 피부미용에 효과가 있을 뿐 아니라 비타민 E의 중요한 기능인 항산화작용에 의해 혈액을 맑게 하고 흐름을 부드럽게 하는 데도 도움이 된다. 비타민 E가 동맥경화를 막고 심근경색과 뇌경색 예방에도 유효하다는 사실은 널리 알려져 있는데 마늘에도 마찬가지의 효능이 있다.

이밖에도 마늘에는 인간의 몸에 필요한 성분(영양소)인 단백질, 당질, 미네랄(인·칼슘·나트륨), 아미노산(리진 알기닌)이 풍부하게 들어 있다. 이처럼 마늘은 영양이 풍부한 식품이라고 할 수 있다. 그렇다고 해서 마늘만 먹으면 된다는 뜻은 절대 아니다. 생선, 육류, 곡류, 채소 등을 균형 있게 섭취해야 한다.

마늘의 약효성분은 과학적으로 증명되고 있지만 이를 데이터화하는 일은 상당히 어렵다. 마늘은 종류에 따라서 또는 생마늘과 가공했을 때의 성분이 다를 뿐 아니라 동물실험 결과가 효과적이더라도 그것이 꼭 인간에게도 적합하다고 말하기는 어렵기 때문이다. 따라서 마늘의 맛에도 주목하고 동시에 "맛있게 먹으면서 건강해진다"는 관점에서 많은 연구가 있어야 한다.

마늘 관련 기사

건강에는 역시 마늘! 프랫 교수 "마늘 속 알리신, 몸속 활성산소 제거 효과"

– 조선일보 조호진 기자

마늘이 건강에 좋다는 속설이 과학적으로 입증됐다. 캐나다 퀸즈대학 화학과 더렉 프랫(Pratt) 교수팀은 마늘에 함유된 알리신(allicin)이 신체 내의 유해물질인 활성산소 제거에 매우 효과적이어서 마늘이 건강에 이롭다고 2009년 2월 1일 밝혔다. 알리신은 마늘의 독특한 향을 내는 성분이다.

연구팀은 연구결과를 화학분야 최고의 학술지로 꼽히는 〈앙게반테 케미(Angewandte Chemie)〉 최근호(1월 28일자)에 발표했다. 활성산소를 제거하는 항산화 기능이 마늘에 있는 것으로 알려져 있었으나 그동안 활성산소 제거물질은 발견되지 않았다. 연구진은 알리신이 생성하는 2차 물질인 설펜산(sulfenic acid)이 활성산소를 제거하는 사실을 확인하는 데 성공했다고 밝혔다. 알려진 항산화물질 중에서 마늘에서 생성된 설펜산의 활성산소 제거 속도가 가장 빠른 것으로 입증됐다.

마늘의 효능, 면역력 높여주는 '알리신' 함유 '메르스' 예방될까?

– 매일경제

메르스가 확산됨에 따라 면역력을 기르는 데 도움이 되는 것으로 알려진 마늘의 효능에 네티즌들의 관심이 높아지고 있다. 마늘에는 콜레스테롤 형성을 막아주는 '알리신'이라는 물질이 있다. 이 물질은 항바이러스, 항생물질을 포함해 면역력을 기르는 데 큰 도움을 준다.

영국에서 성인 146명을 대상으로 마늘의 효능에 관한 실험을 진행했다. 12주 동안 한 집단에는 위약을 주고, 다른 집단에는 마늘추출물을 제공했다. 그 결과 마늘을 섭취한 사람이 감기에 걸릴 확률은 먹지 않은 사람보다 65% 이상 낮았다.

마늘은 알리신 성분을 함유하고 있어 항바이러스 효능이 탁월할 뿐만 아니라 노화와 신경계의 만성 퇴행성 질환으로부터 뇌를 보호한다는 연구결과도 있다. 마늘의 효능에 대해 연구한 미국 미주리대학교 연구팀은 최근 'FruArg'로 알려진 마늘에서 파생한 탄수화물에 초점을 맞춰 연구를 진행했다.

해당 연구에 따르면 마늘의 영양소가 환경 스트레스(노화, 흡연, 공해, 뇌손상, 음주 등)로 인해 유발되는 뇌세포 손상을 억제할 뿐 아니라 뇌세포를 보호하고 치료한다. 미주리대학 연구팀은 환경 스트레스에 의한 뇌세포 작용의 부산물로 일산화질소가 발생하는데 이때 마늘에서 추출한 FruArg를 투여하면 일산화질소의 양이 줄어들어 면역세포가 스트레스를 원만하게 조절할 수 있다는 사실을 알아냈다.

미주리대학 연구 관계자는 "이번 연구를 통해 마늘이 신경계 질환이나 노화와 관련된 스트레스와 염증에 어떻게 작용하는지와 뇌에 어떻게 좋은 효과를 미치는지를 이해하게 됐다"고 전했다.

마늘의 효능을 접한 네티즌들은 "마늘의 효능, 마늘을 먹자", "마늘의 효능, 마늘을 먹고 말을 하지 말아야겠다", "마늘의 효능, 마늘이 답인가" 등의 반응을 보였다.

마늘의 예방 · 치료 효과

마늘은 많은 유효성분을 갖고 있는데 몇 가지 예를 들어보면 다음과 같다.

위장기능을 조절한다

알리신은 위 점막을 자극해 위액 분비를 촉진하고, 단백질과 결합해 위에 대한 자극을 완화하며, 대장을 자극해 정장작용을 해서 변비나 설사 등을 개선한다.

유해물질로부터 간을 보호한다

간세포를 활성화하고 유해물질로부터 간을 보호하며, 쇠약해진 간기능에도 작용해서 건강한 상태로 되돌려준다.

혈액순환을 좋게 한다

알리신을 가열해서 생기는 아호엔은 강한 항혈전작용과 콜레스테롤 억제작용이 있기 때문에 동맥경화와 혈전증 치료에 효과적이다. 또한 혈액순환을 좋게 하여 냉증, 신경통, 어깨결림, 요통 등에도 효과가 있다.

혈압을 정상으로 조절한다

마늘은 뇌신경을 자극하여 심장의 기능을 일정하게 조절함으로써 혈압을 안정시킨다. 또 혈관 내의 콜레스테롤과 지방을 분해하는 기능이 있어 체내의 세포와 혈액을 깨끗하게 해준다.

인슐린 분비를 돕는다

알리신은 비타민 B_1과 결합해서 췌장 등의 기능을 활발하게 하고 인슐린 분비를 촉진시킨다. 따라서 인슐린 부족, 췌장의 기능저하로 생기는 당뇨병 예방과 치료에도 효과적이다. 게다가 피부병과 알레르기 체질 개선, 특히 아토피성 피부염에 대한 효용 등도 주목할 만하다.

중국에서 빼놓을 수 없는 반찬 '초마늘'

중국 식초는 '초(醋)'라고 해서 우리나라의 식초처럼 투명하지 않고 옅은 노란색을 띠며 맛도 더 순하다. 중국에는 당초백산(糖醋白蒜), 당초산(糖醋蒜), 석입산(腊入蒜)이라는 세 종류의 초마늘이 있는데 중국인들은 이것을 반찬으로 먹고 있다.

당초백산은 마늘을 식초, 소금, 설탕에 절인 것으로 식초 1ℓ에 설탕 500g, 소금 5~6g의 비율로 식초물을 만들어 생마늘을 절인다. 중국의 동북지방에서는 마늘이 나는 계절에 당초백산을 큰 항아리에 담아두고, 겨울을 지나 다음 마늘 수확시기까지 계속 먹는다.

당초산은 당초백산의 식초를 한 번 끓여 절인 것으로 간장에 설탕을 넣어 절인 듯한 느낌이 든다. 식초는 들어 있으나 황갈색으로 간장절임에 가깝다.

석입산은 식초만으로 절이는 중국의 대표적인 초마늘이다. 마늘은 속까지 깨끗한 초록색을 띠는 것을 사용한다. 석입산의 '석(腊)'에는 '12월'이라는 의미가 있는데 12월에 담가서 겨울이 끝날 무렵까지 먹는다. 거의 매일 먹지만 특히 설에 먹는 물만두에는 빼놓을 수 없다. 설날만큼은 석입산을 거르지 않고 반드시 먹는 가정도 많다. 석입산에는 식욕증진 및 소화를 촉진하는 효과가 있어서 석입산을 먹으면서 만두를 많이 먹어 추운 겨울을 이겨내려고 하는 것이다. 마늘을 절였던 절임초에 만두를 찍어 먹기도 한다.

마늘은 쇠고기 특유의 냄새를 없애는 기능도 있기 때문에 특히 쇠고기 요리에 빠지지 않고 사용되고 있다고 할 정도다. 우리가 장아찌나 김치를 먹듯이 중국인들은 초절임 마늘을 즐긴다. 마늘냄새가 신경 쓰이는 사람도 초마늘이라면 그다지 냄새가 나지 않아 먹을 수 있다. 그래도 냄새가 날까봐 신경 쓰일 때는 중국차 잎을 껌처럼 씹으면 대부분 냄새가 없어진다.

중국에서는 북부지방 사람들이 초마늘을 선호하여 많이 먹고 있으며, 거의 대부분의 가정에서 대량으로 당초백산을 만든다. 북부지방은 남쪽지방에 비해 추위가 심하기 때문에 몸을 따뜻하게 하기 위해서 특히 가을부터 겨울까지 초마늘을 많이 먹는다. 또 환절기 때도 많이 먹는데 컨디션을 조절하고 감기예방에도 효과가 있어 중국에서는 "마늘, 파, 생강을 먹으면 병원에 가지 않는다"라고 말할 정도다.

마늘을 먹으면 소도 감기에 걸리지 않는다

소도 인간과 마찬가지로 가을부터 겨울에 걸쳐 감기에 잘 걸린다. 이전에는 거의 모든 소가 감기에 걸려 우수한 목장에서도 사망 폐기율이 3%나 되었다. 그런데 마늘을 먹인 소를 대상으로 하여 11년에 걸쳐 조사를 했더니 감기 증상을 보인 경우가 11%, 사망·폐기된 경우가 0.5%로 감소하는 놀라운 결과가 나타났다. 감기에 걸린 소의 경우에도 이전에는 절반 정도가 3회 이상의 치료가 필요했으나, 마늘을 먹고 난 후부터는 대략 1, 2회의 치료로도 좋아졌다고 한다.

소가 감기에 걸리지 않는다는 것은 사망 · 폐기될 확률이 낮아지고 동시에 항생물질 등의 약물을 적게 사용해 안전한 육류를 공급할 수 있다는 이점이 있다. 그 외에 돼지, 닭도 사료에 마늘을 섞어서 주면 감기 등의 질병에 잘 걸리지 않고 발육도 좋아진다고 한다.

마늘 관련 기사

마늘 심은 데 '장수촌' 난다

– 중앙일보 김상진 기자

마늘 주산지가 대체로 장수마을인 것으로 밝혀졌다. 원광대 복지보건학부 김종인(金鍾仁) 교수는 2001년 2월 7일 75세 이상 노인의 전국 분포 상황을 조사한 결과 장수마을 중에 마늘 주산지가 많이 포함돼 있다고 밝혔다.

김 교수팀이 1999년 말 인구조사를 토대로 분석한 결과 마늘 생산량이 6.4%로 전국 5위인 경남 남해군의 경우 주민 100명당 75세 이상 노인이 6.76명으로 전국에서 두 번째로 많았다.

또 경북 의성, 전남 고흥, 경북 군위, 경남 의령 등 대표적인 마늘 생산지들도 6명 이상으로 나타났다. 전남 고흥은 전국 마늘 생산량 3위, 경북 의성은 6위 지역이다. 이밖에 마늘 생산량이 11.6%로 전국 1위인 전남 신안군은 인구 100명당 75세 이상 노인 숫자가 5.34명, 생산량 2위인 전남 무안은 4.4명으로 전국 평균(2.2명)보다 훨씬 많았다.

김 교수는 "장수요인은 복합적이지만 조사결과로 미뤄볼 때 마늘이 수명에 영향을 미치는 것은 분명한 듯하다"고 말했다.

학계에서는 마늘의 알리신 성분이 가진 살균작용과 세포노화방지 효과 등이 장수에 영향을 미치는 것으로 보고 있다. 마늘을 주기적으로 복용할 경우 장을 깨끗이 해주고 세포조직 속의 독소를 제거하는 등 뛰어난 약리작용이 있는 것으로 보고돼 있다.

실제로 남해군에서는 다양한 마늘 요리들이 식탁에 오르고 있다. 남해 주민들은 풋마늘 무침, 마늘쫑, 마늘 장아찌 등을 매일 먹고 있으며, 다른 지역에서는 찾을 수 없는 마늘 식혜도 담가 먹는다.

마늘과 한국인

– 조선일보 이규태 칼럼

여인네들이 밭일 갔다가 돌아오는 길에 마늘밭에 들어가 풋마늘 한두 뿌리를 뽑아 치맛자락에 숨겨 갖고 간다. 둘레를 두리번두리번 살피는 것은 도둑질이라서가 아니라 풋마늘이 남편의 스태미나를 돋우는 전통 '비아그라'이기에 속보일까 싶어 두리번거리는 것이다.

또한 무거운 등짐을 지고 가던 지게꾼이 아무런 가책 없이 남의 밭 풋마늘을 뽑아 씹고 가게 마련인데, 먹어서 가장 빨리 힘이 되는 것이 풋마늘이요, 그래서 묵인되었던 절도 관행이었다. 파 · 마늘 같은 훈채를 먹고 산문에 들지 못하게 한 것도 마늘이 스태미나 식품이기 때문이다.

옛날 서울역에서 짐을 나르던 지게꾼들이 손님 기다릴 때 마늘을 까먹고 있는 모습을 흔히 볼 수 있었던 것도 한국인의 힘과 마늘의 함수를 가늠케 해준다. 일제 말 수중작업은 징용 간 한국인을 불러다 시키는 것이 관례였다던데, 한국인의 피부 온도가 상대적으로 높기 때문이요, 마늘을 먹으면 심장활동이 활발하여 체표면이 상대적으로 따스해지기 때문이라는 것이다.

영화 〈드라큘라〉에 보면 드라큘라가 마늘을 항상 몸에 지니고 다니는 것을 볼 수 있다. 우리나라에 염병이 번지면 엮은 마늘 두릅을 사립문이나 방문 앞에 주렁주렁 내어 거는 것도 마늘의 항균효과를 노린 때문이다. 밤길 떠날 때 마늘 다진 것을 삼베에 싸 허리춤에 달고 가면 액귀나 병귀가 그 냄새를 맡고 접근하지 못하는 것으로 알았던 것과 같은 이치다.

마늘의 성분 가운데 알리신은 호열자(콜레라) · 이질균의 살균 효과가 뛰어나 마늘과 한국인은 상생 · 상보관계로 오늘에 이르고 있다. 나라마다 토질이나 기후, 풍토가 같지 않기에 같은 씨앗일지라도 무 · 배추 같은 채소나 고추 · 마늘 같은 향신료의 맛이나 성능이 같지가 않다. 한국인의 몸에 맞는 약재는 한국에서 자란 생약일수록 효력이 있는 것처럼 한국인의 입맛에 알맞은 향신료도 한국에서 자란 것일수록 좋다.

지금 중국 마늘 범람으로부터 한국 마늘을 보호하고자 관세율을 높인 것에 무역보복이 벌어지고 있으며, 중국 마늘이 국산으로 둔갑하여 불법 유통되고 있다는 보도가 있었다. 국제화 시대인지라 싼 농산물 사다 먹는 비교우위론이 기승을 부리고 있지만, 우리 손으로 지어 먹을 수 있는 작물은 최대로 우리가 지어 먹은 후의 일이다. 전략무기로 돌변할 가능성이 높기 때문이다. 고유한 맛 문화재의 보호라는 차원에서 더욱 그렇다.

백문이 불여일견, 마늘 체험자의 즐거운 고백

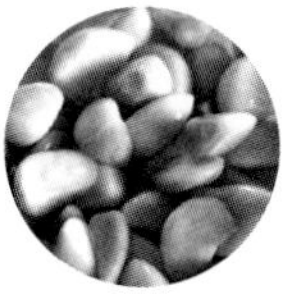

마늘 덕분에 감기도 안 걸려요!

– 여성 · 70세 · 주부

식초마늘에 관한 내용을 잡지에서 읽고 혼자 만들기 시작한 것이 3년 전의 일이다. 그때부터 계속 식초마늘을 먹고 있는데 덕분에 몸 상태가 매우 좋아졌고, 주위 또래 친구들보다 훨씬 젊고 건강하다고 자부한다. 또한 감기도 거의 걸리지 않고 이전보다 피로도 훨씬 덜하다.

식초마늘은 마늘이 많이 나와 값이 쌀 때 사서 초를 넣어 담그는데 대체로 3개월 정도 지나면 먹는다. 잘 담근 식초마늘은 냄새가 약해지므로 냄새 때문에 걱정하는 분들에게 권한다. 그대로 먹어도 되고 작게 자르거나 갈아 마셔도 좋다. 다른 방법을 연구해서 요리에 사용해도 좋다.

남편은 술안주로도 맛있다며 식초마늘을 즐겨 먹는다. 단, 주의할 점은 먹는 양인데 남편의 경우 처음엔 너무 많이 먹어서 배가 아팠던 적이 있다. 지금은 적당한 양을 알고 그 이상은 먹지 않도록 조심하고 있다. 부부가 나란히 건강하게 장수하기 위해 앞으로도 식초마늘을 애용할 계획이다.

마늘즙으로 가글했더니 목의 통증이 완전히 없어졌어요

– 여성 · 46세 · 회사원

3년 전 겨울의 일이다. 어느 날 갑자기 목 안이 부은 듯한 느낌이 들고 묵직하고 아프면서 목소리가 나오지 않았다. 나는 전화교환원 일을 하고 있었기 때문에 그야말로 큰일이었다. 곧 근처 병원에 갔더니 갱년기 장애로 때가 되면 낫는다고 하기에 그대로 있었다.

그런데 아무리 시간이 지나도 좋아지기는커녕 악화되기만 했다. 도저히 참을 수 없어 이비인후과에 가니 후두염이라고 하며 주사를 놔주고 가글약을 처방해주었다. 한동안 이비인후과 치료를 계속 받았지만 악화만 되지 않을 뿐 좋아지지도 않았다.

그때 아는 사람이 마늘 가글이 목에 좋다고 말해주었다. 단, 마늘은 향이 강하기 때문에 처음에는 귀이개 하나 분량의 마늘즙을 따뜻한 물에 타서 가글하라고 주의를 주었다. 하지만 나는 빨리 낫고 싶은 마음에 5~6쪽의 마늘을 즙을 내어 물에 타서 가글을 했다. 결과는 참담했다. 너무 매워 목은 타버릴 만큼 얼얼하고, 얼굴은 눈이 보이지 않을 정도로 부었다.

며칠 후 이 이야기를 소개해준 사람에게 하자 그렇게 주의를 주었는데도 어리석은 짓을 했다며 질책했다. 그 후로는 반드시 귀이개 하나 분량만 넣어 가글을 했다. 일주일을 계속하자 통증이 없어지고 목소리도 나오게 되었다. 건강하게 교환수 일에 복귀한 지금도 목이 이상해지면 마늘 가글을 한다.

23년간 낫지 않았던 지독한 비염이 마늘로 말끔히 사라졌어요

– 남성 · 27세 · 회사원

나는 태어나서부터 줄곧 심한 비염에 시달리고 있었다. 1년 내내 코가 찡찡거리고 개운하지 않았다. 어떻게 하면 나을까 계속 궁리해왔지만 부모님으로부터 물려받은 고질병이 쉽게 나을 리 없다고 반쯤은 포기하고 있었다.

그런데 23세 때의 일이다. 나와 비슷하게 지독한 비염으로 고생하시던 아버지께서 "아는 사람이 권해준 무취마늘을 먹고 비염이 나았는데 너도 한번 해보는 게 어떠냐?" 하시는 것이었다. 그때는 마늘이 정말로 비염에 효과가 있을까 의심했다. 하지만 비염이 나아서 기뻐하고 있는 아버지를 보고 부러운 마음에 먹어보기로 했다.

매일 밤 세 숟가락씩 무취마늘을 먹었다. 그리고 2주일 후였다. 아침에 일어나 재채기를 했는데 엄청난 양의 콧물이 나왔다. 휴지로 계속 코를 누르고 있지 않으면 콧물이 넘쳐버릴 것 같았다. 이런 상태가 하루종일 계속되었고, 비염이 낫기는커녕 오히려 악화된 것처럼 보였다. 나는 "앞으로 무취마늘 따위는 절대로 먹지 않을 거야"라고 결심했다.

그런데 다음 날 아침에 일어났더니 코의 찡찡함이 딱 멈췄다. 일시적인 일일지도 모른다고 생각했지만 그 후 3개월 이상 비염 증상은 나타나지 않았다. 나는 너무나 큰 효과에 감격했다. 지금은 비염 증상이 거의 나타나지 않지만 가끔 나타날 때에도 무취마늘을 먹으면 곧 억제된다.

마늘흑설탕절임은 감기예방에 최적, 절인 물도 기침에 효과 만점

– 여성 · 63세 · 주부

나는 마늘흑설탕절임을 작은 병에 옮겨서 식탁에 두고 매일 락교처럼 먹고 있다. 마늘흑설탕절임은 매일 조금씩 먹으면 건강에 좋기 때문에 여름, 겨울 할 것 없이 먹는데, 특히 겨울에는 감기예방을 위해서 매일 빠뜨리지 않고 먹는다. 마늘흑설탕절임을 먹는 동안은 감기에 걸린 적도 없고 아픈 곳도 없이 건강 그 자체다. 아이들도 마늘흑설탕절임을 좋아하지만 냄새가 걱정된다면서 저녁이나 휴일 전날에 밥과 함께 먹고 있다.

나 나름대로 궁리해서 여러 방법으로 새로운 마늘 요리를 만들고 있다. 그중에서도 가족에게 가장 호평을 받은 것은 마늘을 통째로 절이지 않고 하나씩 뜯어서 소금, 흑설탕, 가다랭이포로 절인 것으로 매운 맛이 조금 남아 있는 것이 맛의 비결이다. 절인 상태로 6개월에서 1년 정도 두면 먹을 수 있게 된다. 보통 흑설탕절임은 통마늘에 소금을 뿌려서 1개월 정도 둔다. 이것을 깨끗하게 씻어 물기를 없애고 흑설탕을 녹인 시럽에 담근다. 흑설탕은 아침에 녹여서 저녁까지 충분히 식힌 후 담그는 것이 중요한데 6개월 정도 후면 먹을 수 있게 된다.

마늘흑설탕절임은 마늘뿐 아니라 국물을 매실주처럼 건강주로 마실 수도 있다. 예전에 아는 사람에게 마늘흑설탕절임을 보내주었더니 그 국물을 먹고 나서 오랫동안 계속되던 기침이 멎었다고 매우 기뻐했다.

마늘을 먹었더니 빈혈 증상도 사라지고 피부에도 윤기가 돌아요

– 여성 · 52세 · 자영업

나는 이전부터 저혈압에 빈혈이 심하고 구토가 잦으며 두통에 시달려왔다. 게다가 남편과 함께 세탁소를 경영하고 있었기 때문에 가게일과 집안일로 쉴 틈 없이 바쁜 나날을 보내고 있었다.

4년 전 아들이 코피를 자주 흘려 그 대책을 찾다가 마늘건강법에 대해 소개한 책을 만났다. 그 책에는 "자주 코피를 흘리던 아이들이 마늘을 먹고 나았다"는 체험담이 실려 있었고, 즉시 우리 아이들에게도 마늘을 먹여 보기로 했다. 그때 나도 함께 마늘을 먹었다.

생마늘의 껍질을 벗기고 랩에 싸서 전자레인지로 열을 가하면 마늘이 부드럽게 되고 냄새도 약해진다. 이것을 매일 밤 한 쪽씩 먹었다. 아들은 먹기 시작한 후 곧 효과가 나타나 코피가 딱 멈추었다. 정말 놀라웠다. 아들은 코피가 멎은 후로는 마늘을 먹지 않았지만, 나는 그 뒤로도 계속해서 먹었다. 그런데 점차 빈혈로 인해 발생하는 짜증나는 증상들이 사라지는 것을 느꼈다.

이것은 확실히 마늘의 위력이었다. 왜냐하면 마늘을 먹지 않으면 다시 구토와 두통이 엄습해오기 때문이다. 그 후로 나는 매일 거르지 않고 마늘을 먹으면서 건강을 지키고 있다. 덕분에 몸이 편해지고 겨울에 오는 손발 시린 증상도 없어졌으며, 가게에 오는 손님들로부터도 피부가 깨끗해진 것 같다는 이야기를 듣고 있다.

마늘분말을 먹었더니 혈압이 정상으로

– 남성 · 72세 · 무직

신문에서 마늘분말에 관한 기사를 보고 어떤 것일까 궁금하여 한 병 사서 먹어보기로 하였다. 나는 본태성 고혈압 환자기 때문에 평소 건강에 대해 상당히 신경 쓰고 있었고, 마늘에는 이전부터 관심이 있던 터였다.

매일 아침 식사 후에 한 숟가락씩 2주일 정도를 계속 복용하자 피부가 매우 좋아졌다. 당시 66세인 나의 피부는 꺼칠꺼칠한 것이 당연한데도 특히 목욕 후에는 매끈매끈해서 나 자신도 매우 놀랐다. 피부는 장의 거울이라고 하니 장 상태가 좋아졌다는 증거가 틀림없었다.

고민거리였던 고혈압도 좋아져 항상 높았던 최저혈압이 정상으로 돌아왔다. 최고혈압은 150에서 128로, 최저혈압은 88까지 내려온 것이다. 덕분에 추운 계절에도 안심하고 보낼 수 있게 되었다.

마늘은 피로회복에도 효과적이어서 먹기 시작한 뒤로는 피로가 쌓이지 않게 되었다. 그 때문일까? 감기도 걸리지 않고 위장도 좋아지고 식욕도 왕성해져 건강을 유지할 수 있게 되었다. 지금도 계속해서 매일 아침에 한 숟가락씩, 조금 피곤할 때는 저녁에도 한 숟가락씩 마늘분말을 먹고 있다. 마늘분말을 먹기 시작한 지 6년이 지난 지금 혈압은 계속 정상을 유지하고 있고, 나는 건강 그 자체다. 마늘은 내게 최고의 파트너다.

마늘진액 정제로 잦은 소변과 만성설사로부터 해방!

– 남성 · 44세 · 회사원

2년 전 잡지광고에서 마늘진액 정제를 보고 곧 구입해서 먹기 시작했다. 이전부터 마늘이 혈액을 깨끗하게 한다거나 당뇨병에 효과가 좋다는 이야기를 많이 들어서 마늘에 관심이 있었다.

당시 나는 당뇨병 기미가 있었고, 더욱이 전립선 비대로 소변 횟수가 하루에 15~16회로 매우 잦아 몹시 힘들었다. 게다가 항상 잔뇨감이 있으며 하복부와 고환 주위가 시원하지 않고 기분 나쁜 상태가 계속되고 있었다.

마늘진액 정제는 하루 한 번 열 개씩 먹게 되어 있는데 마늘이 나에게 상당히 잘 맞았는지 효과가 즉각 나타나서 일주일째부터 소변 횟수가 하루 7~8회 정도로 줄고 하복부 잔뇨감도 말끔히 사라졌다. 이것만으로도 상당하다고 생각했지만 상태가 꾸준히 좋아지고 있었기 때문에 계속해서 복용했고, 기쁜 일은 역시 계속되었다. 나는 선천적으로 설사 같은 변을 보고 있었는데 그것도 나은 것이다.

물 같았던 변이 딱딱해지고, 소변 같이 잦았던 대변의 횟수도 줄어들었다. 이전과 달리 매일 기분 좋게 화장실에 갈 수 있게 되었다. 그 후 안색도 좋아지고 몸도 좋아져 매일매일 건강하게 보내고 있다. 마늘의 힘에 놀라움과 함께 감사의 마음을 표한다.

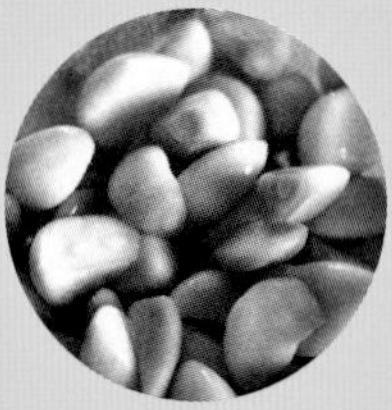

2장

질병과 증상에 따른 마늘의 효능

위장병 | 간장질환 | 고혈압 | 동맥경화 | 뇌경색 · 심근경색 | 감기 | 당뇨병 | 신경통 | 어깨결림 · 요통 | 냉증 | 피로 · 나른함 | 무좀 · 피부병 | 아토피성 피부염

위장병

마늘 특유의 냄새성분인 알리신은 타액과 소화액의 분비를 촉진하는 효과가 있다. 또 알리신이 체내에서 비타민과 결합해 알리티아민이라는 물질로 바뀌면 위장운동을 활발히 하는 작용을 한다. 따라서 위하수증으로 위와 장의 운동이 활발하지 않거나 소화액 분비가 부족한 사람 또는 노인들은 매일 식사할 때 적당량의 마늘을 같이 먹으면 효과를 볼 수 있다.

마늘은 설사에도 효과가 좋다. 생선회와 같은 날생선을 좋아하는 사람들이 많다. 그런데 날생선에는 아나사키즈라는 기생충이 있는데 이것이 위와 장벽에 침투하여 통증과 구토를 동반하는 아나사키즈증을 일으키는 경우가 있다. 마늘에는 기생충 구제작용이 있어 간장과 조미국물에 소량의 마늘을 넣어 먹는 것만으로도 예방 효과가 있다. 양념에 마늘을 사용하는 것은 우리도 미처 몰랐던 생활의 지혜였던 셈이다.

마늘은 변비에도 상당한 효과가 있다. 마늘은 장의 평활근의 기능을 조정하고 장내세균인 비피더스균을 증식하는 역할을 한다. 그런데 이때 발생하는 유산과 초산이 장관(腸管 : 동물의 구강에서 항문에 이르는 관상(管狀)기관의 총칭. 음식물을 섭취·소화·배설함)을 자극해서 장이 보다 활발히 운동하므로 변비해소에도 좋다. 만성변비로 고생하는 사람도 마늘을 장기간 복용하면 변비 증상이 완화되며, 실제로 변비가 완전히 개선된 사람도 헤아릴 수 없을 정도로 많다.

이처럼 마늘은 위를 건강하게 하고 정장에 뛰어난 효과가 있다. 하지만 그것은 어디까지나 바르게 섭취했을 경우에 한해서다. 마늘은 매일 먹는 것이 무엇보다 중요하며, 하루 한 쪽 먹는 것만으로도 충분하다. 단, 주의할 점은 공복일 때 생마늘을 먹는 것은 금물이다. 위 점막을 자극해서 위통을 일으켜 오히려 몸에 더 안 좋을 수 있기 때문이다. 너무 자극이 강하면 위뿐만 아니라 장에도 안 좋은데, 장관이 극도로 느슨하게 움직여서 역으로 변통이 유연하지 않게 된다.

또한 마늘은 항균작용이 매우 강해서 과잉섭취하면 유익한 대장균인 비타민 생성균까지 죽여서 비타민 부족에 의한 각종 질병을 불러온다. 과잉섭취한 알리신이 적혈구를 녹여 빈혈에 걸리거나 피부가 거칠어지기도 한다.

마늘은 잘 복용하면 큰 효과를 기대할 수 있다. 한 번에 너무 많은 양을 먹지 말고 적당량을 섭취해야 하며, 공복을 피해 식사할 때 같이 먹는 것이 가장 좋다는 사실만 기억하면 된다.

간장질환

간은 영양소의 대사, 유해물질의 분해·처리 등을 비롯하여 인간의 몸에 꼭 필요한 여러 가지 일을 하는 아주 중요한 장기다. 그러나 '침묵의 장기'라는 말에서도 알 수 있듯이 비명을 지르지 않는 장기기 때문에 몸이 이상하다고 느꼈을 때는 이미 증상이 상당히 진행된 경우가 많다. 게다가 간은 일단 기능이 저하되면 회복되기까지 시간이 오래 걸린다. 특효약은 없고 피로를 피하고 고단백 식품을 섭취하며 알코올을 삼가는 것이 기본적인 대책이다.

마늘은 간기능을 종합적으로 높여주고 강화하는 작용을 한다. 생마늘에 포함된 알리신이 세포의 움직임을 활성화시키고 해독기능을 강화한다. 또한 마늘은 간장장애 중에서도 특히 급성간염을 개선하는 기능이 있다. 이것은 실험결과에서도 나타났다.

급성·만성 간염환자 47명에게 마늘에서 추출한 S-알릴, L-시스틴 스루호키사이드(아미노산의 일종)를 캡슐에 넣어 약 1개월 동안 먹도록 한 결과, 간기능을 측정하는 잣대인 GOT 수치가 확실히 호전되었다. GOT 수치는 3명을 제외하고 전원이 30 전후, GPT 수치도 평균 20 전후로 떨어져 정상범위까지 내려갔다. 수치의 변화가 없었던 3명은 이미 간염에서 간경변으로 넘어간 사람들이었다. 간경변으로까지 진행된 경우에는 마늘의 효과를 기대하기 어려우나, 급·만성 간염의 초기 단계라면 마늘로 병의 진행을 충분히 막을 수 있고 증상을 개선할 수도 있다는 것이다. 결과적으로 마늘이 간기능을 강화하고 간염에 대해서도 치료 효과가 있다는 것이 명백해졌다.

따라서 간이 약해져 있거나 자각증상이 있는 사람은 물론 알코올 등으로 간에 부담을 느끼는 사람에게도 매일 조금씩 마늘을 먹으라고 권하고 싶다. 마늘은 한꺼번에 많은 양을 먹을 필요가 없으며 하루에 적당한 섭취량은 1~2쪽 정도다. 엄청난 효과를 기대하고 생마늘을 그대로 10쪽, 20쪽씩 먹으면 오히려 위가 상하게 된다.

술자리가 있을 때는 미리 마늘을 먹어두거나 안주로 먹으면 숙취에

방에 효과적이며 다음 날에도 개운하게 일어날 수 있다. 과음은 간에 지방이 쌓이는 지방간을 초래하지만 마늘은 그 지방의 축적을 막아주기 때문에 술을 좋아하는 사람에게 특히 추천할 만하다.

마늘 관련 기사

마늘의 효능, 최고의 항암식품 정력에도 좋아

– 파이낸셜뉴스

마늘의 효능에 대해 네티즌들의 관심이 높다. 마늘은 미국 국립암연구소에서 꼽은 항암음식 48가지 중 1위로 꼽힐 정도로 암 예방에 효능이 있다.

마늘에는 비타민 B_1, B_2, C, 글루탐산, 철, 인, 칼슘, 아연, 셀레늄, 알리신 등 다양한 영양소가 포함돼 있다. 마늘 속 알리신은 강력한 살균 · 항균작용을 해 식중독균을 죽이고 위궤양을 유발하는 헬리코박터 파이로리균까지 죽이는 효과가 있다.

또 알리신은 소화를 돕고 면역력을 높이며 콜레스테롤 수치를 낮추고 혈관을 확장시켜 혈액순환을 원활하게 한다.

마늘에 들어 있는 생리활성 물질인 스코르디닌 성분은 강장 효과와 근육증강 효과가 있다. 또한 마늘 속 단백질은 호르몬 분비를 활발히 해 정자와 난자의 발육을 돕고 정력증강에 효과가 있다.

특히 마늘은 열량이 적고 저지방이어서 다이어트 시 섭취해도 무방하다.

고혈압

고혈압 치료에는 혈압강하제가 투여되지만 부작용이 우려되기 때문에 가급적이면 약에 의존하지 않고 일상생활에서 개선해 고쳐가는 것이 이상적이다. 이때 추천할 수 있는 것이 마늘이다. 마늘은 혈관을 확장시켜 혈액의 흐름을 원활히 하고 혈압을 낮추는 역할을 한다. 그뿐 아니라 과로를 해소하고 스트레스를 완화하는 효과도 있기 때문에 고혈압인 사람에게 매우 좋은 식품이다.

마늘을 먹으면 혈압이 오른다는 말도 있지만 이것은 전혀 사실무근이다. 마늘을 먹으면 혈액순환이 좋아지고 몸이 따뜻해지기 때문에 혈압이 오르는 것으로 잘못 생각하는 것이다. 게다가 마늘은 저혈압도 개선해서 혈압을 안정시키고 혈중 콜레스테롤 수치를 낮추어 동맥경화의 요인을 제거하는 기능도 있다. 따라서 생활습관에서 오는 질병을 예방하는 데 큰 도움이 된다.

물론 고혈압을 개선하고 예방하기 위해서는 금연, 절염(소금 제한), 동물성지방 제한 등 식생활에 주의하고 스트레스를 쌓아두지 않는 생활을 하는 것이 기본이다. 이런 기본 생활습관을 지킨다면 마늘의 효과도 높일 수 있다.

동맥경화

건강한 사람의 혈액 100ml에는 100~200mg의 콜레스테롤이 함유되어 있다. 그러나 고지방 식사를 계속하면 이 혈중 콜레스테롤이 증가해 혈관벽에 달라붙어 혈관을 가늘게 한다. 혈관이 가늘어지면 혈액의 흐름이 나빠지고 결국에는 완전히 막혀 뇌와 심장에서 경색을 일으키게 된다.

콜레스테롤이 혈관 중에 쌓이지 않게 하기 위해서는 동물성 지방을 과잉섭취하지 않도록 하며, 당분과 알코올을 삼가는 것이 가장 중요하다. 마늘의 성분인 알리신은 콜레스테롤을 분해하고 혈중 콜레스테롤치를 낮추는 기능이 있기 때문에 매일 마늘을 먹는 것이 좋다. 육류와 버터 등 콜레스테롤 함량이 많은 식품도 마늘과 함께 먹으면 혈중 콜레스테롤치가 높아지지 않는다는 사실은 이미 밝혀진 바 있다.

콜레스테롤치가 높은 사람이 2개월간 마늘을 먹은 결과 그 수치가 2/3까지 낮아졌고, 그 후 마늘 복용을 중지했더니 수개월 후에는 원상태로 돌아갔다는 보고도 있다. 더욱이 알리신에서 나오는 아호엔에는 항혈전작용이 있다고 밝혀졌다.

뇌경색 · 심근경색

보통 사람들은 아주 조그만 상처로 피가 났을 때 잠시만 있으면 피가 응고되어 딱지가 생기거나 저절로 멈추게 된다. 이것은 혈액 자체에 지혈작용이 있고 몸이 가진 방위기능이 작용하기 때문이다. 그런데 이 딱지도 생기는 곳에 따라서 위험한 병의 원인이 되기도 한다.

동맥경화가 진행되면 혈관 내의 벽에 상처가 생기고, 그 상처를 복원하기 위해 혈관 내측에도 딱지가 생긴다. 이것이 혈전이다. 혈전을 만드는 것은 혈소판이라고 불리는 아주 작은 입자인데, 혈소판의 가장 중요한 역할은 출혈을 막는 것으로 혈관의 상처에 닿으면 상처에 딱 달라붙어 딱지를 형성하려고 한다. 그런데 이것이 혈액의 흐름을 방해해 동맥경화를 진행시켜 결국에는 혈관을 막히게 한다.

혈전이 뇌의 혈관 내에 생기면 뇌경색을, 심장을 둘러싸는 관상동맥에 생기면 심근경색을 일으킨다. 이런 질환을 예방하기 위해서는 혈소판이 응집하는 기능을 억제해야 한다. 현재 다양한 혈소판 약이 개발되어 혈전증 예방에 사용되고 있다. 식품 중에도 혈소판 응축을 막는 물질이 발견되었으므로 이런 식품으로 혈전증을 예방하는 것도 좋다.

혈전증을 예방하는 대표적인 식품으로는 정어리와 고등어의 정유에 많이 함유되어 있는 EPA가 있고, 그밖에 마늘에도 혈소판이 굳지 않게 하는 매우 강력한 힘이 있다. 마늘의 정유성분은 보통 식용으로 사용하는 인경(비늘줄기 : 땅속줄기의 하나. 짧은 줄기 둘레에 양분을 저장하여 두껍게 된 잎이 많이 겹쳐 구형 · 타원형 · 달걀형을 이룬 것. 파 · 마늘 · 미나리 등에서 볼 수 있음)이라는 부분에 약 0.1% 함유되어 있고, 성분의 종류를 각각 조사해본 결과 정유분 속에 5%밖에 함유되어 있지 않은 MATS(메틸아릴설파이드)에 강한 항혈소판 작용이 있다는 것을 알게 되었다.

MATS는 마늘 전체에는 극히 적은 양이 함유되어 있지만 항혈소판 작용은 강력하다. 영국에서 진행된 연구결과, 마늘 몇 쪽을 먹는 것만으로도 혈소판의 응집을 막을 수 있다는 사실을 알게 되었다. 원래 인간의 몸은 '선용(線溶)'이라고 불리는 혈전을 녹이는 기능이 있는데 마늘이 이 기능을 활성화한다는 것이다. 마늘은 한 번 먹으면 3일 정도 효과가 지속될 정도로 강력하게 작용하기 때문에 2~4일에 1회, 1~2쪽을 기준으로 먹으면 충분하다.

마늘 관련 기사

마늘, 암 위험 50%까지 줄인다

– 중앙일보 박태균 식품의약전문기자

마늘의 건강 효능이 과학적으로 속속 입증되고 있다. 미국 국립암연구소(NCI)와 중국 상하이(上海) 암연구소는 상하이 거주 전립선암 환자 238명, 정상인 471명을 조사한 결과 마늘, 골파, 양파를 즐겨 먹은 사람의 전립선암 발생 위험이 50~70%나 낮은 것으로 나타났다고 밝혔다(국립암연구소지 최근호).

특히 국내산 마늘의 항암 효과는 중국산보다 훨씬 우수한 것으로 나타났다. 한국식품개발원 신동빈 박사는 "위암 · 폐암 · 대장암 · 간암 · 유방암 등 각종 암세포에 세 종류의 마늘(서산산, 국내산 난지형, 중국산)을 주입한 결과 국내산의 암세포

성장억제 효과가 중국산보다 훨씬 높았다”며 “특히 서산산 마늘은 위암세포의 81%(난지형은 75%)를 죽인 데 비해 중국산은 13%를 죽이는 데 그쳤다”고 말했다.

국산 마늘과 중국산 마늘은 외형으로 분간할 수 있다. 국산 통마늘은 가는 수염뿌리가 붙어 있고 속껍질이 잘 벗겨지지 않으며 마늘이 길고 가늘다. 중국산 통마늘은 수염뿌리가 없거나 적고 속껍질이 쉽게 벗겨지며 마늘이 크고 통통하다. 또 국산 깐 마늘은 색깔이 연하고 맑게 보이며 마늘 면이 세 개지만, 중국산 깐 마늘은 색깔이 우윳빛이고 마늘 면이 네 개 이상이다.

마늘, 심장병 예방 효과

– 한겨레신문

마늘이 심장병을 예방하는 효과가 있다는 연구결과가 나왔다. 독일의 심장전문의 구스타프 벨츠 박사는 1997년 7월 2일 국제심장학회 회의에서 연구발표를 통해 매일 마늘을 먹는 사람은 그렇지 않은 사람에 비해 동맥의 유연성이 높아져 심장병에 걸릴 위험이 낮아지는 것으로 임상실험 결과 밝혀졌다고 말했다.

벨츠 박사는 50~80세의 독일인 202명을 대상으로 이중 절반에게만 마늘가루를 알약 형태로 만든 것을 매일 600~900mg씩 먹게 한 뒤 나머지 사람들과 동맥의 유연성을 비교한 결과, 마늘을 먹은 그룹은 혈중 콜레스테롤이 평균 12% 줄어든 것으로 나타났다고 밝혔다. 벨츠 박사는 이는 심장마비의 위험이 같은 비율만큼 낮아졌음을 의미한다고 말했다.

감기

마늘은 피로회복과 정력증강에 효과가 있고 저항력을 강화하기 때문에 건강증진에 도움이 되는 것으로 잘 알려져 있다. 마늘의 알리신에는 강한 살균·항바이러스 작용이 있어 감기 세균과 인플루엔자 바이러스를 죽이고 그 기능을 현저히 약하게 한다. 그러므로 마늘을 매일 먹으면 바이러스가 접근하기 어려워지며, 침입해 오더라도 알리신이 바로 이것을 파괴하기 때문에 쉽게 감기에 걸리지 않고 설사를 하더라도 치료가 빨라진다.

마늘은 이미 감기에 걸린 후의 치료 효과에는 한계가 있지만 예방 효과는 뛰어나다. 또 심한 재채기나 기침 등을 동반하는 알레르기성 비염이나 천식·기관지염 등의 호흡기계 질환에도 유효하다. 마늘을 매일 먹을 경우 적당한 섭취량은 하루에 2~3쪽 정도다. 마늘은 과잉섭취하면 위를 망치거나 설사의 원인이 되는 등 역효과를 일으킬 위험도 있기 때문에 섭취 시 주의할 필요가 있다.

감기에 걸렸을 때나 비염일 때는 마늘즙을 물에 희석시켜 양치를 하면 효과적이다. 마늘의 강력한 살균력이 효과를 발휘하게 되는 것이다. 감기로 목과 가슴이 답답할 때는 마늘즙을 환부에 습포해도 좋다. 단, 피부가 연약한 사람은 습포를 하기 전에 미리 피부에 실험을 해보기 바란다. 또 마늘은 몸을 데워서 혈행을 좋게 하는 기능이 있으므로 마늘 목욕을 하는 것도 좋다('3장 꼭 알아야 하는 마늘 이용법' 참고).

마늘 관련 기사

환절기 면역력 저하 예방법 "감기 조심하세요"

– 중앙일보

일교차가 큰 환절기에는 면역력이 저하되면서 세균침투가 쉽고 그에 따라 감기, 비염, 편도염 등 호흡기 질환이 급증할 수 있다. 특히 환절기에 가장 집중적으로 발병하는 편도염은 목 안 통증, 고열, 두통, 전신통증 등을 주 증상으로 하는데 이것이 수면장애, 면역력 저하, 영양결핍 등으로 이어져 증상을 악화시킬 수 있다.

따라서 항생제와 진통소염제 치료나 이외에 탈수와 영양문제를 막기 위해 목이 아파도 죽이나 미음과 같은 유동식을 섭취하는 것이 좋으며, 물을 자주 마시고 손 씻기와 양치질 등 위생관리를 철저히 해야 한다.

또 환절기에는 바이러스나 세균의 활동성이 증가하는데 인체의 면역력이 떨어지기 때문에 감염성 장염에 많이 걸린다. 잦은 설사나 혈변, 점액이 섞인 변을 보거나 3일 이상 설사가 지속되는 경우에는 꼭 병원을 방문해 정확한 원인을 찾고 치료를 받도록 한다.

면역력을 강화하는 음식을 효과적으로 섭취하면 환절기 질병을 이겨내고 건강관리를 하는 데 도움을 줄 수 있다. 사과식초에는 아세트산과 사과산뿐만 아니라 비타민을 비롯해 미네랄 소금, 아미노산 등이 많이 함유돼 있다. 또한 수용성 섬유질과 다양한 미네랄을 함유하고 있어 이 같은 성분이 상호작용을 해 사과식초가 효과적인 항바이러스, 항균 탄산수 역할을 하게 한다.

마늘에 함유돼 있는 알리신이라는 화학물질은 항균 · 항바이러스 효능이 탁월하다. 146명의 성인을 대상으로 한 연구조사에 따르면 12주 동안 고농도의 알리신을 섭취한 결과 감기에 걸릴 확률이 64% 감소했고, 감기에 걸렸더라도 증상이 70% 가량 감소한 것으로 나타났다.

마늘 특유의 매운 맛은 뿌리에 있는 에센셜 오일과 진저롤, 쇼가올 같은 페놀 화합물 때문인데 진저롤은 위장관의 운동을 증가시키는 역할을 하며 진통제, 진정제, 항염증 및 항박테리아 기능도 있다. 이밖에도 항암 효과, 해열, 진통 및 강력한 항염증 효과가 있다.

당뇨병

당뇨병에는 식이요법이 중요하다. 그런데 여기에 또 하나 덧붙이고 싶은 것이 바로 마늘이다. 마늘의 알리신은 비타민 B_1과 결합해서 알리티아민이 되는데 이것은 보통의 비타민 B_1보다 더 당질대사를 촉진한다. 또 알리신은 체내의 비타민 B_6와도 결합해서 췌장의 세포기능을 활성화하고 인슐린 분비를 도와 당뇨수치를 정상으로 돌려준다.

마늘과 함께 비타민 C를 복용하면 더욱 효과적이라는 사실도 알 수 있다. 혈당치가 200~300mg인 사람이 하루에 마늘 2~3쪽과 비타민 C 1g을 병용했더니 마늘만으로는 현저한 효과가 나지 않던 혈당치가 완전히 정상으로 돌아갔다. 이것은 비타민 C가 당 소비를 높이기 때문이다. 따라서 당뇨병 예방을 위해서는 기본적으로 식이요법과 운동요법에 덧붙여 마늘과 비타민 C를 병행하는 요법을 실행하면 좋을 것이다.

신경통

마늘 특유의 매운 성분은 알릴 화합물의 일종으로 황을 함유한 알리인으로 불리는 것이다. 그대로 입에 넣으면 얼얼하지만 이 매운 성분이 신경통을 치유하는 기본이 된다.

마늘은 그 자체를 매일 적당량 먹는 것만으로도 효과가 있지만 조리해서 식품으로 섭취하면 한층 더 효과가 크게 나타난다. 비타민 B_1은 신경통을 제거하는 알리티아민(활성비타민 B_1으로 불림)을 만드는 역할을 하는데, 비타민 B_1을 많이 함유한 식품과 마늘을 함께 조리하면 단백질도 소화흡수가 잘 된다.

단백질이 부족하면 체온이 내려가 신진대사 기능이 떨어지기 때문에 신경통이 악화된다. 또 체내에서의 비타민 B_1의 기능도 나빠져 신경통을 치료하는 효과도 떨어진다. 이때 마늘습포와 마늘목욕 등의 외용법도 효과적이어서 추천할 만하다.

어깨결림 · 요통

어깨결림 · 목덜미의 통증 · 요통 등의 경우에도 그 원인이 되는 병(질환)을 제거하는 치료가 가장 우선되어야 하지만, 그 전에 결림을 완화하는 데 마늘을 이용하면 효과가 있다. 또 질환이 없더라도 피로로 인한 어깨결림 등도 마늘로 해소할 수 있다. 신경통의 경우도 마찬가지인

데, 마늘을 자주 먹고 마늘습포와 마늘목욕 등을 병용하는 것이 좋다.

냉증

중국에서는 수천 년 전부터 '음식이 보약'이라는 생각이 널리 퍼져 있었다. 모든 음식을 개개인의 몸 상태와 계절의 변화에 따라 구별해서 먹으면 건강이 증진되고 병도 예방할 수 있다는 것이다. 이를 위해서는 먼저 음식을 크게 '냉'과 '온'으로 나눈다. 즉, 몸을 따뜻하게 해주는 작용이 있는 음식과 몸을 차게 하는 작용이 있는 음식으로 나눈다. 마늘은 몸을 따뜻하게 해주는 대표적인 식품이다.

사람의 유형은 크게 실증(實症 : 인체에 저항력이 상당히 있는 상태에서 병이 들어와 있는 증후)과 허증(虛症 : 인체가 병에 대한 저항력이 약해지는 증후)으로 나눌 수 있는데, 이 중 마늘을 권하고 싶은 유형은 허증 유형이다. 허증 유형에는 아랫배가 나오고 피부가 창백하며 설사를 자주 한다거나 변이 얇고 부드러워서 충분히 나오지 않고, 어깨와 목덜미가 뻣뻣해 냉증을 호소하는 사람이 많다. 이런 사람은 마늘을 자주 먹으면 변도 정상적으로 나오고 온몸에 활력이 되살아나 따뜻해지며 피부에도 윤기가 생긴다.

실증 유형은 활력적이고 쉽게 흥분하며 냉증이 없기 때문에 마늘을 과잉섭취하면 오히려 활력이 과열 상태가 되어 컨디션이 깨지기 쉽다. 이런 유형은 체형적으로 허리가 굵고 위 부분이 나온 것이 특징이다.

피로 · 나른함

피로와 나른함 뒤에는 병이 숨어 있는 경우가 많다. 이런 경우에는 원인이 되는 병을 치료하는 것이 우선이지만 비타민 B_1 결핍증이 되지 않게 하는 것도 중요하다. 여기서 효과를 발휘하는 것이 바로 마늘이다. 비타민 B_1은 원래 몸에 일정량 흡수되면 그 이상은 흡수되기 힘들다. 그런데 마늘은 비타민 B_1을 흡수하기 쉽게 해서 신진대사를 활발히 작용하게 하는 기능을 한다.

마늘 성분 알리신은 비타민 B_1과 결합하면 알리티아민이라는 물질로 바뀐다. 알리티아민은 비타민 B_1과 같은 작용을 하지만 양에 제한 없이 장에 잘 흡수되는 것이 큰 특징이다. 게다가 체외로 배출되기 쉬운 비타민 B_1과 달리 체내에 오랫동안 머무르는 성질도 있다.

비타민 B_1은 마늘 자체에도 함유되어 있지만 마늘만 대량 먹을 수 없기에 비타민 B_1을 많이 함유한 식품과 함께 먹으면 효과적이다. 알리신은 또 비타민 B_1 이외의 영양소와도 결합해서 그 영양소의 특성을 유효하게 이끌어내는 힘을 지니고 있다. 단백질과 함께 섭취하면 알리신과 단백질이 결합해 위액 분비를 자극하여 단백질의 소화를 돕고 냄새를 억제하는 상승효과를 발휘한다.

세포는 노화함에 따라 영양소의 흡수가 더뎌지고 몸에 쌓인 노폐물을 배출하기 어렵게 되어 세포 전체의 기능이 쇠퇴한다. 그런데 마늘의 알리신은 이 쇠약해진 세포를 활성화해 신진대사를 활발히 하는 작용을 하는 것이다.

마늘 관련 기사

춘곤증엔 '풋마늘 한 입' 졸음이 '후다닥'!

– 문화일보 이경택 기자

겨울 추위도 우리 몸에는 큰 스트레스다. 인체는 스트레스를 이겨내기 위해 각종 비타민을 소모한다. 비타민 A · D는 피부의 지방막과 기관지 점막을 보호하는 데 쓰이고, 비타민 C는 추위로 인한 체내 방어력을 증강시키기 위한 면역물질을 만드는 데 사용된다.

비타민 소모량은 증가하는 반면 겨울철에는 비타민과 무기질의 공급원이 되는 신선한 과일과 채소의 섭취가 부족하다. 설상가상으로 봄이 되면 활동량도 늘어나고 신진대사 기능이 왕성해지면서 대사 과정에서 필요한 효소의 재료가 되는 단백질 및 비타민 소모량은 3~5배 증가한다. 춘곤증은 이 같은 영양상 불균형 상태가 만들어내는 증상이다.

춘곤증에 요즘 제철인 풋마늘이 많이 권해지는 이유도 각종 미네랄과 비타민의 급원식품이어서 영양소의 불균형 상태를 바로잡아주는 동시에 춘곤증과 동반되는 환절기 면역력 저하에 도움을 주는 채소이기 때문이다. 한방에서는 풋마늘이 봄철에 입맛을 돋우는 것은 물론 기(氣)를 보충하는 데 좋다고 한다. 기운을 잘 통하게 하고 식욕을 끌어올려 체력보강, 원기회복 등의 효과를 보인다는 것이다. 풋마늘은 3~4월이 제철로 이때가 지나면 섬유질이 많아지고 풍미가 떨어진다.

마늘통이 땅속에서 굵어지기 전의 어린 잎줄기인 풋마늘은 생김새는 대파와 비슷하나 효능은 마늘에 버금간다. 풋마늘의 효능 중 가장 중요한 포인트는 마늘의 영양을 고스란히 간직하고 있다는 점이다. 마늘이 원기회복을 돕는다는 것은 동서고금을 통해 확인된 사실이다. 먼 나라 이집트에서도 피라미드를 만드는 노예들에게 체력을 유지시키기 위해 마늘을 먹였다는 기록이 있을 정도다.

마늘은 현대에 들어와 그 효능이 더욱 주목받고 있다. 미국 《타임》지는 세계 10대 건강식품으로 마늘을 선정했고, 미국암연구소(NCI)가 발표한 건강한 몸을 유지하는 'Designer food(좋은 식품을 적극적으로 섭취함으로써 70세에 질병을 반으로 줄일 수 있다는 프로그램)' 피라미드 최상위에 마늘을 올리기도 했다.

마늘의 이 같은 효능은 매운맛의 근원인 알리신 성분과 밀접한 관련이 있다. 알리신은 강력한 살균 · 항균작용을 해 식중독균을 없애고 위궤양을 유발하는 헬리코박터 파이로리균까지 죽이는 효과가 있다. 알리신의 살균력은 우리가 소독약으로 쓰고 있는 석탄산보다 15배나 강할 정도로 항균 능력이 탁월하다. 또 알리신은 소화를 돕고 면역력도 높이며, 콜레스테롤 수치를 낮춘다.

알리신이 비타민 B_1과 결합하면 알리티아민으로 변해 피로해소, 정력증강에도 도움을 준다. 알리신은 항암 효과도 뛰어난데 역학실험을 통해 전립선암은 물론 간암, 위암, 폐암 등에 예방 효과가 있는 것으로 여러 차례 확인됐다. 그 외에도 마늘은 혈당을 떨어뜨려 당뇨병을 예방하고, 혈전용해작용을 통해 동맥경화도 예방한다.

반면 마늘에는 혈액의 응고를 방지하는 성분이 있어 위궤양이나 위출혈이 있는 경우에는 증상을 악화시킬 수도 있다. 이런 사람은 마늘을 먹지 않는 것이 좋으며, 수술을 앞둔 경우에도 마찬가지다. 또 인슐린 주사를 맞은 당뇨병 환자가 마늘을 과다복용하면 저혈당으로 인한 쇼크가 일어날 수 있어 삼가는 것이 좋다.

한편 풋마늘을 살 때는 잎사귀가 조금 질기고, 뿌리나 줄기잎이 동그랗고 두꺼우며, 줄기가 너무 굵지 않은 것을 골라야 한다고 전문가들은 설명한다. 줄기가 너무 굵으면 안에 심이 있어 식감이 질겨질 수 있다.

무좀 · 피부병

마늘에 강력한 항균 · 살균작용이 있다는 것은 예로부터 잘 알려져 있는 사실이다. 그 외에도 마늘의 알코올 추출물이 콜레라에 효과가 있으며 대장균에 대해서 강한 살균작용을 나타내고, 아메바 이질에 대해서도 상당히 유효하다는 점 또한 명백한 사실로 드러났다.

세간에 무좀약을 발견하면 노벨상감이라고 말할 정도로 무좀에는 특효약이 없다. 그러나 마늘에는 무좀의 정체인 곰팡이의 일종인 진균에 대항하는 강한 항균력이 있다. 다만 그 성분이 꽤 긴 기간 변질하지 않는 안정성의 문제와 인체에 대한 부작용의 문제 등이 있어 아직까지 마늘 성분을 내복약이나 주사약으로 응용하기에는 부족하다. 단, 마늘 그 자체를 국소에 바르는 국소요법에 대해서는 무좀과 백선(白癬 : 사상균으로 인한 전염성 피부질환. 쇠버짐), 홍색습진(완선 : 피부병의 하나. 둥글고 불그스름하며 헌 데가 생기고 몹시 가려움. 사타구니나 둔부에 주로 생김) 등의 피부병에 상당한 효과가 기대된다.

간 마늘을 환부에 직접 혹은 거즈에 발라 붙인다. 이것을 하루에 한 번 하는데 간 마늘의 작용이 강하기 때문에 얼얼하거나 아프면 곧 떼어내고 씻는다. 피부가 약한 사람은 물에 희석하여 바르면 좋다. 마늘의 항균작용은 강력해서 물에 희석해도 효과는 그다지 변함이 없다. 그래도 피부에 염증이 생기거나 거칠어지면 아쉽지만 사용을 중단해야 한다. 초마늘도 무좀에 매우 효과적이다. 또 마늘목욕도 느긋하게 계속하면 효과가 있기 때문에 도포하는 것이 몸에 맞지 않을 경우 목욕 쪽으로 시험 삼아 해보는 것도 방법이다.

마늘의 항균작용과 함께 마늘이 지닌 신진대사와 혈액순환을 좋게 하는 작용, 게다가 세포를 활성화하는 작용 등은 피부 트러블과 피부노화 예방에도 효과가 있다. 외용법과 함께 늘 마늘 먹기에 신경을 쓰면 몸속부터 건강해질 수 있으므로 한층 더 큰 효과를 기대할 수 있다.

아토피성 피부염

아토피성 피부염은 전신에 습진이 생기는 피부병으로 가려움이 상당히 심한 것이 특징이다. 현재 사용되는 스테로이드연고와 함께 항알레르기제, 식이요법 등의 치료법으로는 좀처럼 만족할 만한 효과가 나타나지 않는 것이 사실이다.

여기에 다양한 약효가 있는 마늘이 효과를 발휘할 수 있다. 먼저 마늘의 보온력으로 혈행이 좋아지고 세포의 활성화를 촉진하며 병든 피부의 회복을 빠르게 할 뿐 아니라 외부로부터 침입해오는 집먼지와 세균에 대해 저항력이 강해지게 한다. 다음으로 피부에 충분한 윤기가 나기 때문에 가려움이 적어진다.

아토피성 피부염에 걸리면 피부에 수분이 적어져 푸석푸석 건조해지기 때문에 더욱 가려움이 심해진다. 그런데 마늘탕에 4주간 계속 입욕한 결과 피부의 수분량이 6배로 늘어나 건강한 피부에 가까워졌다는 보고도 있다. 또한 마늘의 유효성분이 피부에 흡수되어 몸의 신진대사를 활발히 해 피부에 좋은 영향을 준다. 게다가 마늘의 항균작용이 아토피성 피부염에 많이 존재하는 세균을 죽이는 기능도 한다.

마늘목욕은 가정에서 간단히 할 수 있고 냄새도 그다지 신경 쓸 정도는 아니어서 아토피성 피부염으로 고민하는 분들에게 꼭 권하고 싶다. 마늘목욕만으로 아토피성 피부염이 완전히 낫기는 힘들겠지만 증상완화를 기대할 수는 있다. 개인차는 있지만 2주 정도면 가려움이 완화된다. 또 마늘은 피부를 아름답고 매끄럽게 하는 효과도 있으므로 마늘입욕제를 사용하는 것도 좋다.

마늘 관련 기사

마늘추출물 항암 효과, 국내 의료진 미국 특허 얻어

– 한겨레신문 정상영 기자

국내 의료진이 마늘추출물이 전립선암과 방광암 예방에 효능이 있다는 것을 동물임상실험을 통해 입증해 미국 특허를 받았다. 고려대 안암병원 비뇨기과 천준 교수는 미국 특허상표청으로부터 '전립선암과 방광암의 예방 및 치료제로서의 마늘 항암성분의 제조 및 임상적 이용'에 대한 특허를 획득했다고 밝혔다.

천 교수는 실험용 쥐 38마리에 인체 전립선암 세포를 이식한 뒤 30마리에는 마늘추출물(알리신)을 1주 간격으로 5주간 투여했고, 나머지 8마리에는 생리식염수를 투여했다. 그 결과 생리식염수를 투여한 쥐는 100% 암에 걸린 데 비해 마늘추출물을 투여한 쥐는 4마리에서만 암이 발생했다고 설명했다.

마늘 주성분 DADS가 유방암 등 억제한다

– 조선일보 양정현 삼성서울병원 암센터 소장

흔히 마늘은 몸에 좋은 강장제 또는 음식 정도로만 알고 있다. 그동안 마늘의 효능을 뒷받침할 만한 과학적 근거가 미흡했기 때문이다. 하지만 최근 들어 마늘의 주성분인 다이알릴 다이설파이드(Diallyl Disulfide : DADS)라는 성분에 항균력과 소화 촉진, 동맥경화 예방, 고혈압 및 뇌졸중 예방, 뇌대사 촉진과 항암 효과 등이 있다는 연구결과가 속속 발표되고 있다.

연구팀은 마늘의 주성분인 DADS가 유방암 세포의 증식을 억제한다는 사실을 실험을 통해 확인하고 얼마 전에 열린 아시아유방암학회에 보고했다. 실험실에서 배양한 유방암 세포를 DADS에 노출시킨 결과, DADS의 농도와 시간에 비례하여 유방암 세포의 증식이 현저히 억제됐다. 마늘의 주성분인 DADS가 유방암 세포에 독성 효과를 나타내 암세포의 자연사를 유도한다는 것이 연구의 주된 결과다.

마늘의 이런 항암 효과는 비단 유방암뿐만 아니라 다른 암에서도 비슷한 효과가 있는 것으로 밝혀지고 있다. 미국 노스캐롤라이나대학은 세계 각국의 10만 명을 대상으로 식습관과 질병관계를 조사한 결과 마늘을 많이 먹는 이탈리아, 중국, 일본 사람들이 위암과 결장암의 위험도가 각각 50%, 30% 적다고 보고했다.

생마늘이 장암 억제

– 조선일보 이동혁 기자

장암을 막으려면 생마늘을 먹어라. 매일 생마늘을 반쪽씩 먹으면 장암 억제 효과가 있다는 동물실험 결과가 나왔다. 뉴질랜드의 루아쿠라 농업연구소 연구팀은 "쥐를 대상으로 실험한 결과, 마늘을 섭취하면 '다이알릴 다이설파이드'라는 물질이 장에서 발암물질 생성을 억제하는 효소를 만들어내는 것을 확인했다"고 최근 밝혔다. 다이알릴 다이설파이드는 생마늘을 쪼개거나 으깰 때 생기며, 1995년 미국 펜실베이니아 주립대 연구팀에 의해 장암 억제 효과가 입증됐다.

마늘은 심장병 예방과 면역체계 강화 효과 등이 입증돼 있으나, 발암물질을 억제하는 정확한 과정은 지금까지 밝혀지지 않았다. 연구팀은 "쥐에 5일간 체중 1kg당 0.075~0.3mg의 다이설파이드를 투여한 결과 발암물질 효소 생성량이 20~60% 증가했다"며 "이는 사람으로 치면 하루에 생마늘 반쪽, 익힌 마늘 네 쪽 반에 해당하는 양"이라고 말했다.

연구팀의 렉스 먼데이 연구원은 "지금까지는 마늘로 의학적 효과를 보려면 자기 체중만큼 먹어야 한다는 게 정설이었다"며 "이번 연구는 마늘을 평소 조금씩만 먹어도 항암 효과가 있다는 사실을 입증한 것"이라고 말했다. 이 연구결과는 국제 학술지인 〈영양과 암〉 최신호에 발표될 예정이다.

그러나 영국의 '암연구운동'이란 단체의 레슬리 워커 과학정보팀장은 "다이알릴 다이설파이드는 장암세포 자체를 공격하는 것이 아니라 장암 발생 위험을 낮추는 물질과 관계될 뿐"이라며 "더욱이 이번 발표는 동물실험 결과이므로 인체에도 같은 효과를 보일지는 더 연구해봐야 알 수 있다"고 말했다.

백문이 불여일견,
마늘 체험자의 즐거운 고백

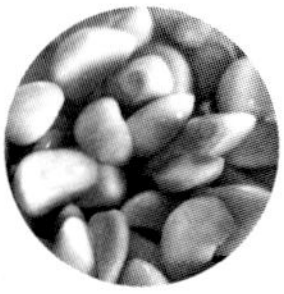

뇌출혈로 움직일 수 없던 다리로 이제 달리기를 해요!

– 남성 · 68세 · 무직

3년 전에 뇌출혈로 쓰러져 약 2개월간 입원생활을 하였다. 그때의 후유증으로 왼쪽 다리가 마음대로 움직이지 않고, 밤에는 심하게 아파 한밤중에도 두 번 정도는 잠을 깨고 푹 잘 수가 없었다. 마늘분말을 먹게 된 것은 가끔씩 보았던 건강잡지에서 마늘분말을 먹고 나서 피로가 풀리고 몸이 좋아졌다는 기사를 읽은 것이 인연이 되어서다. '그렇게 좋은 것이라면 나도 해봐야지'라고 생각했다. 그래도 반신반의했고 '정말로 효과가 있을까' 하는 의심도 했지만 어쨌든 먹어보기로 결정했다.

내가 구입한 것은 난황과 효소 등이 섞여 있는 마늘분말이었다. 이것을 매일 밤 자기 전에 한 숟가락씩 물과 함께 먹었다. 4일이 지났을 때 놀랄 만한 효과가 나타났다. 지금까지 걷는 것조차 마음대로 되지 않던 왼쪽 다리를 움직일 수 있게 되었고 게다가 달릴 수도 있게 된 것이다. 한밤중에 일어나게 했던 심한 통증도 없어지고 잠도 푹 잘 잘 수 있게 되었다. 그뿐만이 아니다. 나이 탓인지 주의력이 없어지고 교통신호를 못 보고 놓치는 일이 잦았는데 이것도 마늘분말을 먹기 시작하고부터는 깨끗이 없어져서 매우 안심하고 있다.

지금은 분말 외에도 생마늘도 먹고 있고 마늘매실절임도 만들고 있다. 매실초(매실을 소금에 절인 즙)에 3개월 담근 마늘은 냄새가 없어 먹기 쉽기 때문에 하루 한 개씩 꼭 먹는다. 마늘은 구하기 쉽고 돈도 들지 않고 건강유지에도 좋아서 앞으로도 계속 먹을 생각이다.

'질병 백화점'으로 불리던 내가 건강을 되찾기까지

– 여성 · 39세 · 판매원

어릴 때부터 위장이 매우 약하여 조금이라도 기름진 것을 먹으면 소화가 되지 않아 괴로웠다. 위하수와 과민성 대장염이 지병으로 위 근처가 항상 답답하고 돌이 누르고 있는 듯한 느낌이 들었다. 게다가 저혈압으로 혈액순환이 잘 되지 않고 피로가 가시지 않아 안색도 나쁘고 매우 말라 있었다. 건강체가 되고 싶은 마음이 강해서 거의 모든 건강식품을 시험삼아 먹어보다가 그만두고 먹어보다가 그만두고를 반복했다. 건강에 관한 책과 잡지도 죄다 읽은 덕분에 건강식품에 관해서는 모르는 것이 없을 정도였다.

그런데 어느 날 잡지에서 "마늘건강식품으로 불결한 상태가 해소되었다"는 경험담을 보게 되었다. 다수의 건강식품을 시험해본 나의 감일까? 이 기사를 본 순간 '나한테 딱 맞을지도 몰라' 하는 느낌이 오는 것이었다. 이 건강식품은 마늘과 난황, 거기에 살무사 분말을 효모균에 섞어 독자적인 제법으로 자연발효시킨 것이었다. 곧 이것을 사서 매일 한 번 귀이개 같은 스푼으로 한 숟갈씩 먹었다. 걱정하던 마늘냄새는 입에 넣었을 때만 느껴졌고 30분 정도 지나면 사라졌다. 아주 조금 입에 넣었는데도 몸이 뜨거워지는 것이 인상적이었다.

일주일 정도 지나자 어느새 복부 팽만감과 메스꺼움이 없어지고 위가 가벼워진 느낌이 들었다. 그렇게 괴롭던 위의 고통으로부터 해방된 것이다. 지금까지 수십 종의 건강식품을 먹어왔지만 이렇게 빨리 멋진 효과가 나타난 것은 처음이라 단번에 마늘의 팬이 되었다.

마늘건강식품은 위에만 효과가 있는 것이 아니었다. 나는 목 뒤에서 어깨에 걸치는 부위가 잘 결리고 딱딱하게 느껴지는 일이 자주 있었다. 아무리 두드려도 좀처럼 낫지 않았다. 그리고 혈액순환이 잘 되지 않은 탓인지 구내염이 자주 생겼다. 염증이 생긴 곳에 음식이 닿으면 펄쩍 뛸 만큼 아프고 완전히 나을 때까지 시간이 많이 걸리기 때문에 괴로웠는데 지금은 어깨결림도 없어지고 구내염도 완전히 사라지게 되었다.

그 외에도 오랜 지병인 좌골신경통으로 허리 주위에서 발끝까지 저리고 아픈 적이 많아 습포제를 붙여야만 했는데 그 통증도 이제는 거의 없다. '질병 백화점'으로 불릴 만큼 많았던 여러 증상으로부터 탈출할 수 있게 된 것이다. 무거운 물건을 들기도 하고 하루종일 서 있는 일이 조금도 힘들지 않게 된 것은 바로 마늘건강식품 덕분이다.

소엽마늘술은 신경통 특효약

– 여성 · 62세 · 주부

10년쯤 전이다. 당시 아버지께서는 40년 가까이 늑간신경통에 시달리고 있었다. 갑작스럽게 침으로 찌르는 듯한 통증이 발생해서 30분 이상이나 지속되는 것이었다. 계절이 바뀔 때나 날씨 변화가 크면 통증이 특히 심해졌다. 일단 통증이 시작되면 그냥 누워 있을 수밖에 방법이 없었다. 의사로부터 불치병이라는 진단을 받고 혼자 괴로워하시는 아버지의 모습을 보는 일은 무척 힘들었다. 그때 무심코 읽은 여성잡지에서 마늘과 소엽으로 만든 술이 신경통에 잘 듣는다는 기사를 보게 되었고 이것을 만들어야겠다고 생각했다. 책에 나와 있는 소엽마늘술 만드는 법은 다음과 같다.

1 껍질을 모두 벗긴 마늘 400g을 깨끗이 씻어 물기를 없앤 다음 세로로 둘로 자른다.
2 소엽 15장은 소금물에 씻어 물기를 닦아둔다. 껍질 벗긴 레몬 1개를 얇게 썬다.
3 병에 마늘, 소엽, 레몬을 넣고 청주나 소주 1.8ℓ와 벌꿀 350~400g을 넣는다.
4 뚜껑을 닫아 어둡고 서늘한 곳에 두고 1개월 뒤에 레몬을, 3개월 뒤에 소엽을 각각 꺼낸 후 침출액을 다른 병으로 옮긴다. 이렇게 하면 마시기 쉽고 깨끗한 술이 완성된다.

그리고 '○○년 ○월 ○일 담금'이라고 기재한 라벨을 붙여놓는다. 담그고 나서 6개월 정도 숙성시키면 소엽마늘술이 만들어지지만 바로 먹는 것보다 1년 정도 지나고 마시는 편이 더 맛이 좋다. 이렇게 해서 만든 소엽마늘술을 작은 잔으로 한 잔씩 따뜻한 물과 섞어 한 컵이 되게 해서 아버지께 드렸다.

처음에 아버지는 소엽마늘술 따위가 효과가 있겠느냐며 믿지 않으시는 듯했으나 마시고 불과 2~3분도 지나지 않아 통증이 없어지자 매우 놀라워하셨다. 그때까지는 어떤 약을 먹어도 7분 정도 지나서야 겨우 통증이 없어졌기 때문이다. 그 후 아버지는 몸이 아프기 시작하면 곧 소엽마늘술을 마시게 되었다. 그리고 심한 불면증에 시달리던 나도 소엽마늘술을 마시기 시작한 후로 잠을 푹 잘 수 있게 되었다. 소엽마늘술은 나와 아버지의 건강에 없어서는 안 될 특효약이 되었고 앞으로도 계속 마실 것이다.

식초마늘을 먹으면서 요통이 싹!

– 여성 · 73세 · 주부

나는 어릴 때부터 몸이 약해서 건강에 유달리 관심이 많았다. 남편이 퇴직한 후 우리가 먹을 것은 우리가 직접 재배하고 싶다는 생각으로 시골로 이사를 했다. 지금도 채소는 직접 재배하는데 그 때문인지 내장에는 전혀 이상이 없고 다리와 허리도 괜찮았다. 하루종일 걸어도 별 탈이 없어서 남들로부터 '건강하다'는 소리도 제법 들었다.

그런데 여관에서 주방 일을 하는데 무거운 것을 드는 일이 많아서 작년 말에 허리를 다치고 말았다. 어떻게 해도 통증이 사라지지 않아서 결국 일을 그만두고 집에서 쉬었다. 하지만 머리를 숙이면 허리까지 당겨서 얼굴도 제대로 씻지 못했고, 칼질을 할 때도 아팠기 때문에 요리도 제대로 못하고, 밭일도 물론 무리였다.

의사는 골다공증이라고 진단하며 골다공증이 근육에까지 영향을 미친다고 했다. 일주일간 입원했으나 주사를 맞고 나면 잠시 통증이 사라졌다가 곧 다시 아프기 시작했다. 게다가 퇴원 후에는 통원치료도 하기 어려웠다.

작년 여름 때마침 아는 사람이 식초마늘을 보내주었다. 그래서 매일 먹었더니 요통이 사라지기 시작하여 올 설에는 자유로이 생활할 수 있게 되었다. 받은 것을 다 먹고 난 뒤에는 직접 만들었는데 처음에는 보통 식초에 담그고 10일 정도 후에 사과식초에 바꿔 담그고 벌꿀을 조금 넣었다. 몸이 건강해졌고 피로도 덜 느끼게 되었다. 모두 식초마늘 덕분이라고 생각한다.

식초마늘 덕분에 독감도 거뜬히 이겨냈어요

– 여성 · 65세 · 주부

나는 평소 신문과 잡지에 나오는 건강 관련 기사는 스크랩을 해두고 가볍게 할 수 있는 것은 무엇이든 실천해본다. 마늘을 사용한 건강법도 여러 가지를 실험해보았다.

우선 만들어본 것이 소주절임. 이것은 냄새가 나고 그대로 먹거나 마실 수가 없어서 다른 채소와 함께 주스로 만들어 마셨다. 탈모에 좋다고 하는 검은깨와 벌꿀을 마늘과 함께 믹서기로 갈았다. 이것을 머리카락이 빠지기 시작한 사위에게 발라보라고 했더니 2개월 뒤 몰라보게 머리숱이 많아졌다.

마늘간장절임도 만들어보았지만 이것은 짜기만 할 뿐 아무래도 내 입맛에는 맞지 않았다. 그런 내 입맛을 사로잡은 것이 있었는데 바로 라면가게에서 팔고 있던 식초절임마늘이었다. 그것과 비슷하게 만들기 위해 즉시 스크랩해두었던 것을 꺼내 식초마늘 만드는 법을 참고로 나 나름대로 만들어보았다. 마늘을 닷새 정도 식초에 절인 후 간장, 벌꿀, 설탕을 끓인 것에 바꿔 절이는 것이다. 아주 맛있어서 식탁에 올리면 가족 모두가 잘 먹었다.

식초절임마늘 덕분일까. 이번 겨울에는 나 외에는 아무도 감기에 걸리지 않았다. 나도 독감에 걸렸지만 열이 38°C나 된 것에 비하면 상태는 그다지 나쁘지 않았다. 열도 의외로 빨리 떨어지고 곧 건강하게 되었다. 식초마늘 덕분에 회복력과 저항력이 좋아진 것이라 생각한다. 게다가 최근에는 "안색이 좋군요"라는 말을 자주 듣는다.

식초마늘로 무좀이 거짓말처럼 사라졌어요

– 남성 · 36세 · 영업사원

나는 10년이 넘도록 무좀에 시달려왔다. 질척질척하고 습한 것이 아니라 까칠까칠하고 건조한 것으로 특히 발가락과 발가락 사이가 심하고, 수포가 생겼다 터지기도 하고 갈라지기도 해 많이 아팠다. 하루종일 밖에서 영업을 하는 나에게는 꽤 괴로운 일이었다.

약국에 가서 좋다는 무좀약을 모두 사와서 시험해봤지만 처음 사용하면 얼마 동안 효과가 있을 뿐 다시 전과 같은 상태로 돌아오길 반복하고 어떻게 해도 좀처럼 좋아지지 않았다. 가끔 어느 해에 그다지 아프지 않아 안심하고 있으면 다음 해에는 또 전처럼 아파서 개선의 조짐이 보이지 않았다.

6개월 전에 엄마가 아는 사람으로부터 식초마늘을 받아와서 무좀에 잘 듣는 것 같으니 사용해보라고 권하셨다. 사용하는 방법은 식초마늘 2~3쪽을 강판에 내린 후 거즈로 싸서 발가락 위에서부터 아래까지 푹 덮어씌운다. 10분 정도 그대로 둔 뒤 거즈를 벗기고 물로 헹군다. 이 도포 요법을 일주일 정도 계속했더니 갈라지는 상태가 다소 좋아졌다. 방심하지 않고 그대로 계속했더니 1개월 후에는 환부가 눈에 띄게 깨끗해졌다. 그렇게 심했던 무좀이 말끔히 해소된 것이다. 식초마늘의 효과에 감사함과 더불어 최근에는 상사와 동료들에게 식초마늘을 광고하고 있다.

튼살에도 좋은 무취마늘로 40대의 젊음을 되찾았습니다!

– 남성 · 66세 · 농업

55세에 회사생활을 그만두고 농사를 시작한 후로 손으로 하는 일이 많은 겨울에는 살이 터서 아파 참을 수 없었다. 그래서 어떻게든 해보려고 생각한 것이 마늘을 이용한 치료법이다.

방법은 매우 간단한데 통마늘을 그대로 뜨거운 물에 넣고 그 안에 튼 손을 담그는 것이다. 이 방법으로 상처가 꽤 좋아졌다. 단, 나 자신이 마늘냄새를 싫어할 뿐만 아니라 가족들도 냄새가 난다고 해서 정말 곤란했다. 물론 마늘을 먹으면 몸에 좋은 것도 알고 있었지만 이것도 냄새 때문에 피하고 있었다.

친구로부터 무취마늘이 있다는 말을 들은 것은 3년 전이다. 서둘러 구해서 사용해보니 통마늘과 효과에는 큰 차이가 없는 듯했고, 살이 튼 것에도 효과가 있었다. 무엇보다도 냄새가 없었기 때문에 가족들에게도 싫은 소리를 듣지 않았고 나도 기분 좋게 쓸 수가 있었다. 그러고 나서는 무취마늘정을 먹기 시작했다. 하루에 한 번 3~4알씩 1년 정도 계속해서 복용한 결과 농사일을 해도 피곤함을 느끼지 않게 되었다.

효과를 실감했기 때문에 요즘은 생무취마늘과 분말마늘을 요리에 사용하는 일도 많아졌다. 마늘을 음식에 이용하고 나서부터는 어쨌든 몸이 더 잘 움직이게 되었고, 마치 체력이 40대로 돌아간 느낌이다.

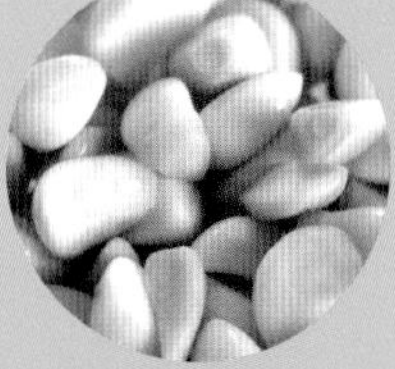

3장

꼭 알아야 하는 마늘 이용법

마늘, 맛있고 건강하게 먹는 방법 | 한 번 만들어두면 365일 편리한 마늘 반찬 | 다양한 마늘술 제조법 | 마늘냄새 없애는 조리법 | 바르고 붙여서 건강해지는 마늘 외용법 | 피부도 머릿결도 아름답게 되살아나는 마늘 미용법 | 가정에서 할 수 있는 마늘 재배법

마늘, 맛있고 건강하게 먹는 방법

매일 적당량을 먹는다

마늘의 약효를 가장 잘 살리는 복용법은 매일 적당량을 먹는 것이다. 그러나 한꺼번에 너무 많은 양을 먹으면 오히려 역효과와 부작용이 나타날 수 있으므로 주의할 필요가 있다. 하루에 1~3쪽을 기준으로 매일 계속해서 먹는 것이 가장 좋은 섭취법이다. 단, 위장이 약한 사람이나 컨디션이 나쁠 때는 양을 조절한다.

공복에 생마늘은 금물

공복에 생마늘을 먹으면 위 점막을 자극해 위통을 일으켜 뒹굴 정도로 고통을 받을 수 있다. 생으로 먹는 것이 가장 효과적인 방법이지만 섭취량에 주의해야 하며, 위 상태도 잘 생각해서 공복에는 생으로 먹지 않는 것이 좋다.

손쉽게 먹기 좋은 절임

마늘을 식초나 간장 등에 푹 절여 보관해두면 언제든지 편하게 먹을 수 있다. 게다가 절임은 시간이 지나면 마늘의 냄새도 약해지고 맛이 들어서 먹기에도 좋다. 오래 보관할 수 있으므로 한 번 만들어서 1년 내내 이용할 수 있고, 절임(물·국물)을 요리에도 사용할 수 있어 편리하다. 8월경에 품질 좋은 마늘이 시장에 나오면 사서 한꺼번에 만들어두면 좋다.

한 번 만들어두면 365일 편리한 마늘 반찬

마늘과 식초의 상승효과를 기대할 수 있는 초마늘

마늘을 식초에 담가서 만드는 초마늘은 마늘 특유의 냄새가 없어지므로 냄새에 약한 사람들도 먹기 쉽다. 마늘 특유의 냄새는 그 성분인 알리신이 알리나제라는 효소에 의해 분해되어 냄새가 강한 알리신과 그 유사물질로 변화·발산함에 따라 생기는 것이다. 그런데 알리나제는 산에 약하기 때문에 마늘을 식초에 담가두면 효소의 작용이 억제되므로 초마늘에는 마늘 특유의 냄새가 없는 것이다.

알리신은 냄새의 발생 원인인 동시에 마늘의 다양한 약효를 내는 유효성분이기도 하다. 그렇다면 식초에 의해 알리신이 만들어지지 않는다면 마늘의 약효도 기대할 수 없을까? 그러나 우려와는 달리 마늘이 체내에 들어오면 다른 식품 속에 존재하는 알리나제와 비타민 B_6의 작용으로 알리신이 만들어지게 된다. 더욱이 마늘에는 알리신 기능을 하는 스콜지닌이라는 유효성분도 많이 함유되어 있기 때문에 전혀 걱정할 필요가 없다.

식초 그 자체에도 피로회복, 동맥경화 예방, 위장기능 개선, 살균작용 등 많은 효과가 있다. 여기에 마늘의 기능이 더해지면 식욕증진, 스태미나 향상, 강장강정 효과 등 보다 많은 상승효과가 있다.

최근 초마늘에 간장 기능을 좋게 하는 효과가 있음이 확인되고 있다. 특히 예방에 도움이 많이 되며, 초기의 간기능 장애라면 충분히 회복시킬 수 있다. 술을 많이 마시는 사람이나 간 상태가 좋지 않은 사람은 평소에 초마늘을 충분히 섭취해 간을 지키도록 신경 쓰는 것이 좋다. 또 술을 마시기 전에 초마늘을 2~3개 정도 먹어두면 간장이 알리신에 의해 활성화되어 알코올의 분해가 빨라져서 숙취하지 않을 수 있다.

식욕이 감퇴하기 쉬운 하절기에도 초마늘은 빼놓을 수 없다. 쉬 피곤해지고 식욕이 없으며 발이 붓는 등의 증상은 비타민 B_1이 부족하기 때문이다. 비타민 B_1은 탄수화물을 에너지로 바꿀 때 필요한 영양소로서 부족하면 식욕이 떨어져 쉽게 피곤해진다.

초마늘은 이 비타민 B_1의 효율을 좋게 하는 데 적합하다. 왜냐하면 마늘 속에 있는 알리신과 비타민 B_1이 결합한 알리티아민이라는 물질이 장기 내에서 분해되어 비타민 B_1으로서의 기능을 하기 때문이다. 아울러 식초와 함께 섭취하므로 비타민 B_1은 물론 철, 칼슘 등의 미네랄류가 마늘성분의 흡수를 높인다. 그 외에도 동맥경화, 고혈압, 심근경색, 감기 등 각종 질환 증상을 미연에 방지하는 효과를 기대할 수 있다.

외용으로 가장 효과가 높은 것은 무좀 치료다. 마늘의 살균력은 무좀의 원인인 백선균 곰팡이를 죽이므로 초마늘을 외용하면 딱 맞는 셈이다. 외용하면서 동시에 상식하면 더 효과적이다.

만드는 방법

이것은 어디까지나 기본적인 방법으로 취향에 맞게 식초의 종류를 바꾼다든지 벌꿀 등의 감미료를 넣는 것도 괜찮다. 색이 바뀌면 식초를 한 번 버리고 새 식초로 바꾸는 등 독자적으로 연구해보면서 다양한 방법으로 즐길 수 있을 것이다.

1 식초, 마늘, 보관용 병을 준비한다. 식초는 취향에 따라 사과식초나 현미식초 또는 다른 어떤 것이든 상관없다. 벌꿀 등의 감미료를 첨가해도 좋다.

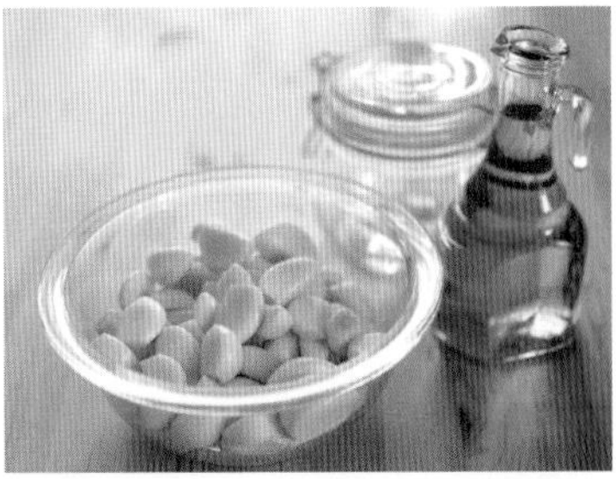

2 마늘은 겉껍질과 속껍질을 모두 벗긴다. 알이 큰 마늘은 반으로 자른다.

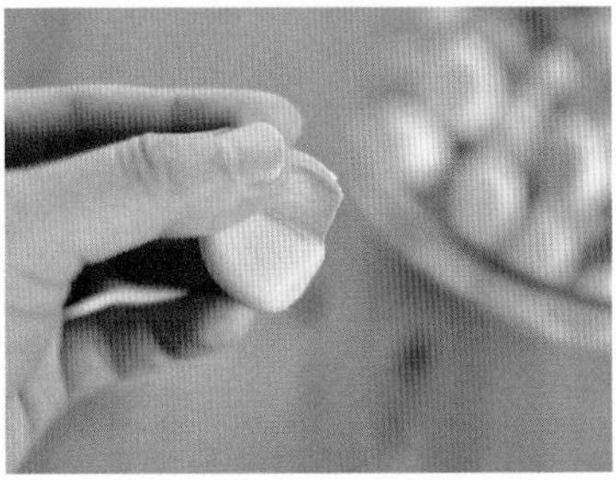

3 **2**를 깨끗이 씻고 수분을 제거한 후 보관용 병에 넣는다. 식초는 마늘 높이보다 조금 더 붓는다. 냉암소에 10일 정도 둔 후 거품이 난 식초는 버리고 새로운 식초를 부어둔다. 한 달이 지나면 먹을 수 있으나 오래 담가둘수록 냄새가 적어진다.

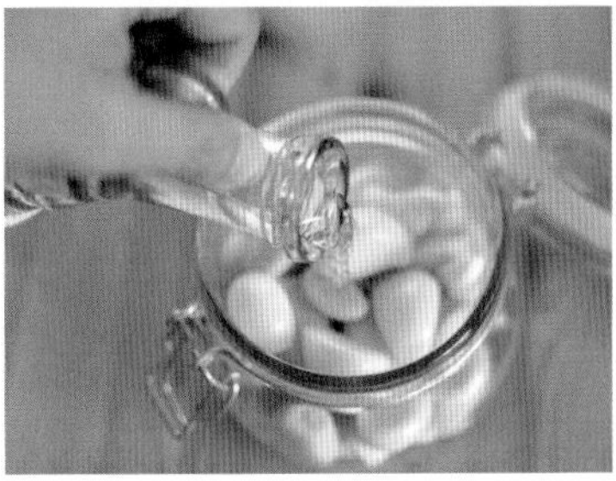

건강과 장수를 돕는 마늘흑설탕절임

마늘흑설탕절임은 예로부터 전해오는 대표적인 절임음식이다. 흑설탕은 중국에서는 적사탕(赤沙糖)이라 불리며 간장과 소화기계의 기능을 돕는다. 따라서 간장과 소화기계의 약을 먹기 전에 먹어두면 좋다.

흑설탕은 칼슘이 풍부한데 흑설탕 100g에는 칼슘이 240mg이나 들어 있으며 인, 철, 나트륨 등도 많이 함유하고 있다. 마늘흑설탕절임은 마늘의 약효와 흑설탕의 효소가 어우러진 건강식품이다.

만드는 방법

마늘흑설탕절임도 특별히 정해진 조리법은 없다. 조리법에 익숙해지면 자유롭게 시도해도 좋겠지만 우선은 실패하지 않도록 가장 기본적인 방법을 소개한다. 마늘은 8월경에 나오는 햇마늘이 적당하다.

1 마늘 1kg을 속껍질까지 벗기고 60~80g의 굵은소금을 뿌려 잘 섞은 후 3kg 정도의 돌멩이로 눌러 3일 이상 둔다.

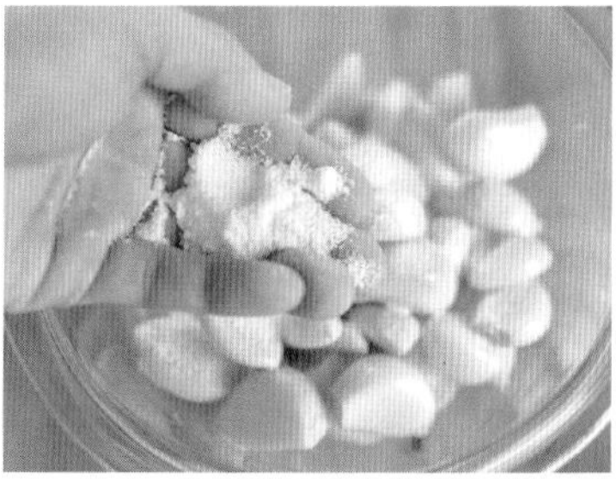

2 흑설탕 800g을 준비한다.

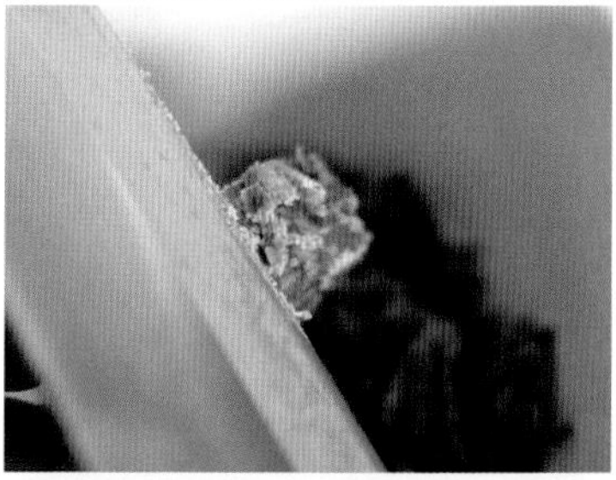

3 **1**의 소금물을 버리고 잘 씻어 소쿠리에 담는다. 마른행주로 물기를 깨끗이 닦아 보관용기에 넣고 **2**의 흑설탕을 넣는다.

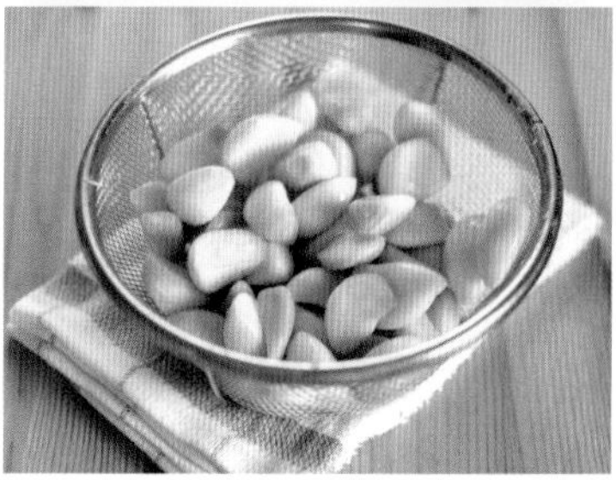

4 부패를 방지하기 위해 소주 50㎖을 넣어 밀봉한 후 냉암소에 보관한다. 2개월이 지나면 먹을 수 있지만 3개월 이상 절이면 더 맛있다.

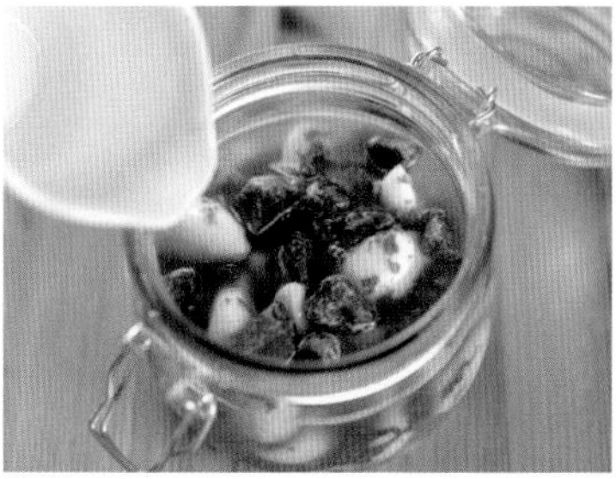

5 완성 후 국물도 건강음료로 그대로 마실 수 있다.

마늘된장절임

마늘된장절임은 담근 지 10일이 지나면 먹을 수 있다. 6개월 이상 두어 갈색이 된 된장절임은 얇게 썰어 입가심이나 술안주로 먹어도 좋다. 남은 된장도 맛이 좋아 조미료로 이용할 수 있다.

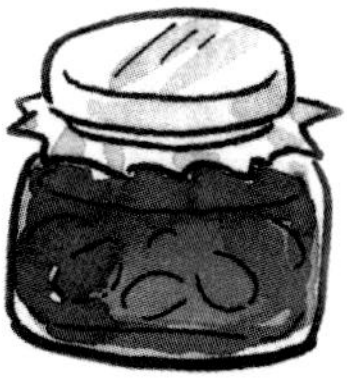

껍질을 벗긴 마늘을 10일 정도 된장에 담아두면 끝.

만드는 방법

1 마늘 5개를 껍질을 벗겨둔다.

2 된장 200g을 준비하여 그중 2/3를 볼에 넣고 마늘을 넣은 후 잘 비빈다.

3 보관용기에 나머지 1/3의 된장을 깔고 **2**의 마늘을 넣는다. 볼에 남은 된장을 위에 얹듯이 올려 표면을 평평하게 한다.

4 표면에 헝겊을 씌운 다음 뚜껑을 덮어둔다.

마늘프렌치드레싱절임

마늘프렌치드레싱절임은 담가서 2~3일 지나면 먹을 수 있으나 2~3개월 정도 두면 맛이 훨씬 좋아진다. 조리한 마늘은 절임음식처럼 먹어도 좋고 간장절임처럼 요리에 사용해도 좋다. 새 간장에 조리한 국물을 20% 정도 섞어 요리에 사용하면 무침 등의 맛이 훨씬 좋아진다.

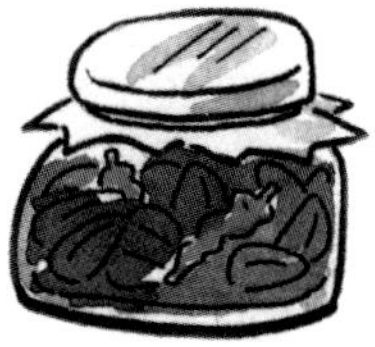

껍질을 벗긴 마늘을 식초, 샐러드유, 간장에 담그면 끝.

잠깐! 붉은 고추를 잊지 말고 넣을 것!

만드는 방법

1 마늘 7개를 껍질을 벗겨둔다.

2 식초 2/3컵, 간장 2/3컵, 샐러드유 2큰술을 잘 섞어 병에 넣고, 마늘과 붉은 고추 3개를 넣어 담근다.

마늘간장절임

마늘간장절임도 담가서 2~3일이 지나면 먹을 수 있으나 2~3개월 두면 더욱 맛이 있다. 뿐만 아니라 6개월 이상 두면 마늘색이 옅은 갈색으로 변하고 냄새도 거의 신경 쓰이지 않게 된다. 그대로 먹어도 좋지만 잘라서 양념으로 이용하면 더 좋다. 절임간장은 조미국물이나 육류의 밑간, 드레싱 등으로도 사용할 수 있다. 마늘은 썰어서 밥 속에 넣어 먹어도 맛있다.

만드는 방법

1 마늘은 한 쪽씩 나누어 껍질을 벗긴 후 물기를 제거한 깨끗한 병에 80% 정도까지 담는다.

2 마늘이 푹 잠길 정도로 간장을 붓고 밀폐한 후 냉암소에 보관한다.

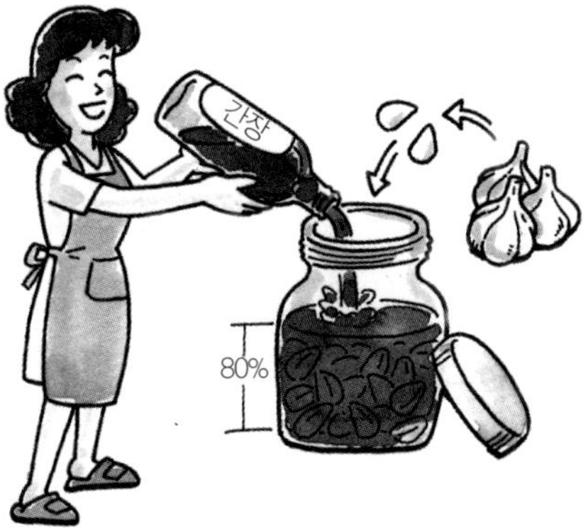

마늘올리브유절임

기호에 따라 고추를 함께 절이면 맛이 매콤해질 뿐 아니라 오래 보관할 수도 있다. 올리브유 국물은 파스타는 물론 육류나 생선 버터구이 등의 드레싱으로 이용하면 좋고, 버터 대신에 프렌치빵 등에 찍어 먹으면 직접 마늘을 사용할 때보다 부드럽다. 오일은 산화하기 쉽기 때문에 빨리 사용하는 것이 좋다.

만드는 방법

1 마늘은 한 쪽씩 나누어 껍질을 벗겨 병의 2/3 정도까지 넣는다.

2 마늘이 잠길 정도까지 올리브유를 붓고 밀폐해둔다.

마늘벌꿀절임

만드는 방법

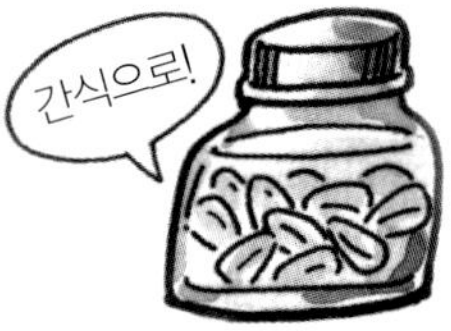

1 마늘의 껍질을 벗겨 볼에 담고 소금을 골고루 뿌린 뒤 물 1/2컵을 붓고 누름돌을 얹어 절인다.

2 2~3일 지나 물이 마늘보다 조금 높아지면 물을 갈고 반나절 정도 햇볕에 둔다.

3 물기를 빼고 소쿠리에 펴서 반나절 정도 그늘진 곳에서 말린 뒤 병에 넣어 마늘이 잠길 정도로 꿀을 넣고 밀폐한다. 맛이 잘 배도록 매일 여러 번 병을 흔들어준다. 2개월 정도 지나면 먹을 수 있다.

마늘매실초(매실을 소금에 절임)절임

만드는 방법

1 마늘껍질을 벗기고 소엽(蘇葉 : 꿀풀과의 한해살이풀. 들깨와 비슷하지만 잎에 자줏빛이 돌며 향기가 있음. 8~9월에 자줏빛 꽃이 핌. 잎 · 줄기는 약용, 어린잎과 종자는 식용하거나 향미료로 씀. 차조기)은 먹기 좋게 자른다.

2 병에 **1**을 넣고 매실초와 술을 2 대 1의 비율로 맞춰서 부은 후 밀폐해서 냉암소에 둔다. 3~4개월 담가두면 먹을 수 있다.

약효가 뛰어나고 만들기 쉬운 마늘달걀환

마늘달걀환은 마늘과 달걀노른자를 잘 섞어서 개기만 하면 되므로 간단히 만들 수 있다. 가열하면서 냄새가 많이 감소되기 때문에 마늘냄새가 신경 쓰이는 사람에게 좋다.

달걀노른자에는 혈관을 강화하고 혈액을 잘 흐르게 하는 레시틴이라는 성분이 풍부하게 함유되어 있다. 게다가 마늘의 주성분인 알리신이 레시틴의 작용을 강화시켜주기 때문에 마늘달걀환은 영양가가 매우 높

만드는 방법

1 마늘 5~6통을 껍질을 벗겨 강판에 갈아서 냄비에 넣고, 마늘이 푹 잠길 정도의 물을 넣어 가열한다. 약한 불에 1시간 정도 끓인다.

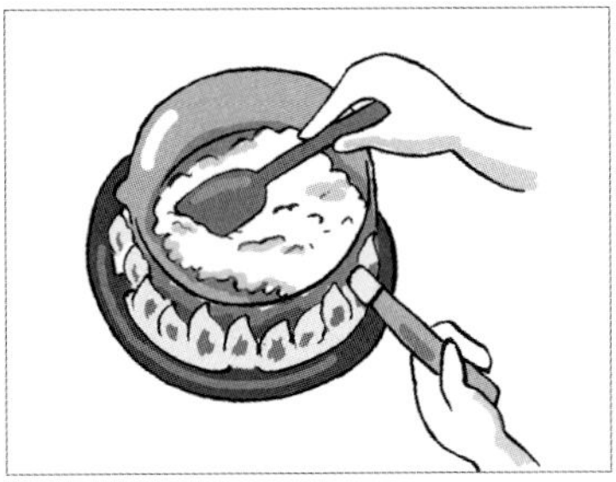

2 전체가 마요네즈 상태가 되면 달걀노른자 3개를 넣고 다시 약한 불에 올려 주걱으로 저어준다. 귓불 정도로 말랑해지면 마무리한다.

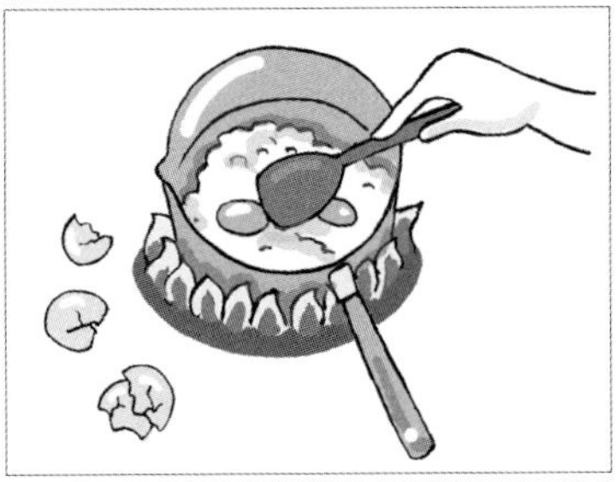

3 손에 샐러드유를 바르고 직경 5~6mm의 작은 구슬 모양으로 빚는다.

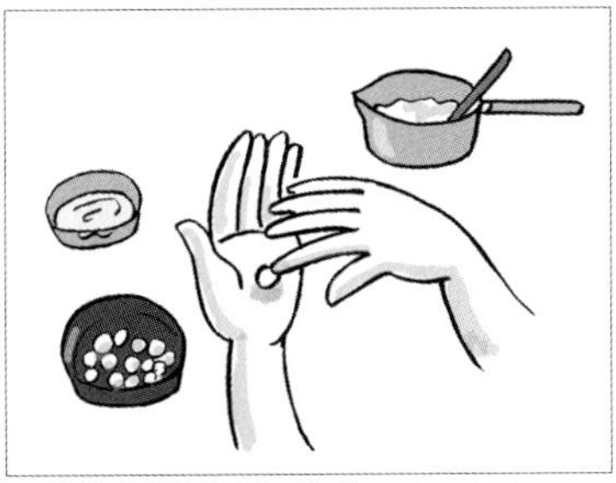

4 팬에 볶아 수분을 없애거나 햇볕에 말려 건조시킨 뒤 병에 넣어 보관한다.

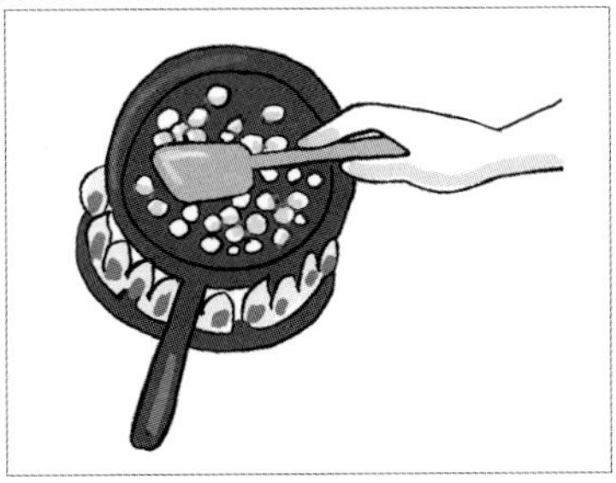

은 식품이라 할 수 있다.

마늘달걀환은 동맥경화 예방에도 효과가 있다. 덧붙이자면 미국 항공우주국(NASA)에서도 영양보조식품으로 사용하고 있다.

먹기 쉽고 흡수가 좋은 마늘분말

마늘달걀환은 마늘을 비교적 손쉽게 섭취할 수 있는 방법이다. 하지만 그래도 먹기 어렵다는 이들을 위해서 마늘달걀환을 짓이겨 갈아서 만든 분말을 소개하겠다.

조리법은 아주 간단하여 완성된 마늘달걀환을 빻아서 분말 상태로 만드는 것뿐이다. 습기를 잘 빨아들이기 때문에 반드시 밀폐용기에 보관하고 건조제를 함께 넣어두면 좋다. 물과 함께 먹을 수 있으며, 맛과 냄새가 신경 쓰이면 캡슐에 넣어 먹으면 된다.

마늘의 유효성분이 농축된 마늘발효액

마늘발효액이란 마늘의 진액을 잠시 보관하여 발효시켜 그것을 고아서 만든 것이다. 1kg의 마늘로 만들 수 있는 양은 불과 120~130g 정도지만 그만큼 유효성분이 농축되어 있어서 약효도 충분히 기대할 수 있다.

마늘발효액은 캡슐 형태로 먹으면 냄새도 걱정할 필요가 없어 아침에 먹어도 좋다. 하루에 1~2회 티스푼 하나 정도가 적당한 양이지만 개인차도 있어서 위장이 약한 사람은 조금 적은 듯이 먹고 또 피로가 심한 사람은 양을 조금 늘려도 상관없다. 마늘발효액은 양을 쉽게 조절할 수 있다는 이점이 있다.

마시는 것 외에도 손발에 바르는 등 외용할 수도 있다. 체험자의 대부분은 거칠어진 손발과 벌레 물린 곳에 직접 마늘발효액을 바른다. 직접 바르는 경우에는 자극이 강하기 때문에 신중해야 한다. 사전에 반드시 피부에 실험해본다.

여드름과 뾰루지 등에 바르거나 화장품으로 사용하는 경우에도 잊지 말고 실험해보고 사용한다. 모발에 바르거나 린스로 쓸 때는 두피와 모근이 상하지 않도록 양을 조절하는데, 모발과 피부에 사용할 경우에는 0.1% 정도로 희석한 것부터 조절해서 적당한 양을 찾는다.

만드는 방법

마늘발효액은 6개월 이상 숙성시키기 때문에 완성될 때까지 시간이 걸리지만 만드는 법은 매우 간단하다. 시간이 있을 때 만들어두면 상당히 편리하다. 피부가 약한 사람은 마늘을 갈 때 손이 거칠어지기 쉬우므로 고무장갑을 이용하면 좋다.

1 마늘 1kg을 껍질을 벗겨서 믹서기에 갈거나 강판으로 곱게 간다.

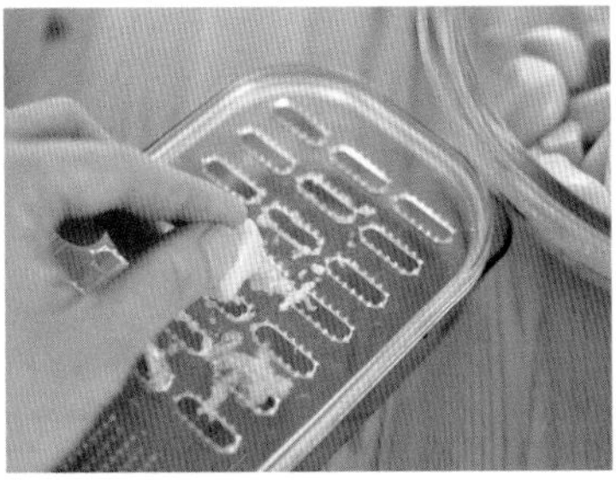

2 거즈로 꼭 짜서 마늘즙을 낸다. 즙을 스테인리스 스틸 냄비에 넣고 불에 올려 저으면서 50~70℃로 데운다.

3 깨끗한 병에 넣어 최저 1개월 동안 숙성시킨다. 6개월 이상 두면 숙성해서 맛도 좋아진다.

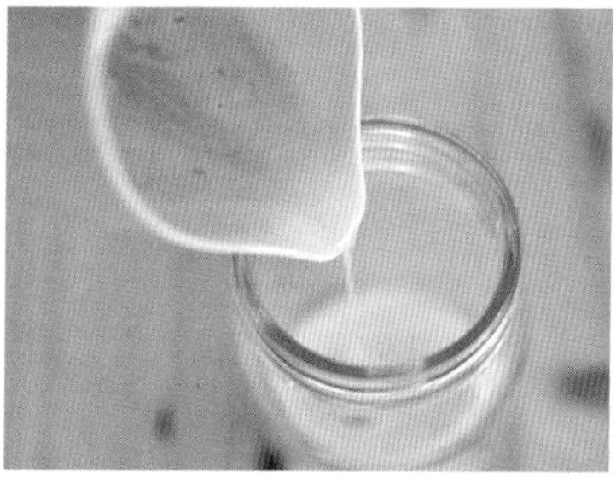

약용술의 왕, 마늘술

마늘은 술에 담그면 그 유효성분이 빠르고도 확실하게 침출되기 때문에 약용으로 마늘을 섭취하는 사람은 마늘술을 꽤 편리하게 이용할 수 있다. 매실주만큼 맛은 없지만 조금씩 계속해서 먹으면 몸 상태가 상당히 좋아진다. 냉증, 류머티즘, 신경통 외에 불면증에도 효과가 뛰어나다.

만드는 방법

설탕을 넣지 않아서 다른 과실주보다 침출시간이 더 걸리기 때문에 약용으로는 6개월 이상 두었다가 쓰는 것이 좋다. 설탕을 넣지 않아 맛이 깨끗하다.

1 마늘 3~4통을 한 쪽씩 나누어 껍질을 벗기고 깨끗한 병에 넣은 뒤 35℃의 소주 500㎖를 붓는다.

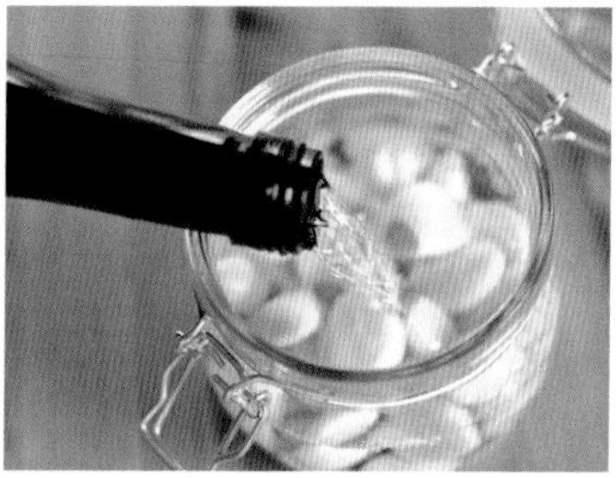

2 밀폐 · 보관해서 6개월 정도 지나면 먹는다. 그대로 한 잔 정도 혹은 물에 타거나 칵테일로 해서 먹어도 좋다.

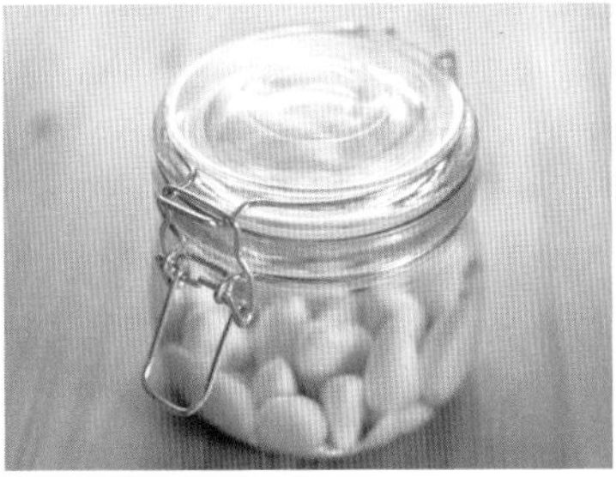

마늘 관련 기사

마늘, 날로 먹어도 구워 먹어도 좋아요

– 조선일보 임호준 기자

냄새 때문에 천대받던 마늘이 세계인의 '건강 지킴이'로 탈바꿈하고 있다. '만병통치약'에 버금가는 마늘의 효과가 하나둘씩 밝혀지면서 세계 각국이 마늘의 다양한 약리작용과 치료효과 연구에 박차를 가하고 있다. 마늘을 거의 먹지 않던 미국 등 서구 국가에서도 마늘을 이용한 다양한 먹을거리와 건강보조제가 등장했다. 미국 〈뉴욕타임스〉지는 새 밀레니엄을 앞두고 마늘을 지난 1000년간 '최고의 식물'로 선정했으며, 2002년 시사주간지 〈타임〉은 '10대 건강식품' 중 첫 번째로 마늘을 꼽았다.

마늘의 궁금한 점에 대해 알아본다.

마늘을 구우면 몸에 좋은 성분이 파괴되나?

모든 야채에 열을 가하면 몸에 좋은 성분이 파괴되지만 마늘만은 예외다. 알리신 등 마늘의 유용한 성분은 열을 가하더라도 손실되지 않고 형태를 달리해서 대부분 그대로 보존된다. 더구나 마늘에 열을 가하면 특유의 역한 냄새와 매운맛까지 제거되므로 큰 부담 없이 먹을 수 있다.

속이 아리는 생마늘은 위벽을 헐게 만드나?

마늘에는 자극적인 유황 계통 화합물이 포함돼 있어 많이 먹으면 위 점막과 간에 부담이 된다. 심한 경우 위 점막 출혈이나 위경련, 위염, 궤양을 유발할 수도 있다. 일반적으로 생마늘의 하루 적정 섭취량은 2~3쪽 정도이며, 위장이 약하거나 설사 증상이 있는 사람은 이보다 적게 섭취해야 한다. 노인은 이보다 약간 많이 섭취해도 된다.

속이 괜찮다면 많이 먹어도 상관 없나?

어떤 식품이든 지나치게 많이 먹어서 좋을 것은 없다. 쥐를 두 그룹으로 나눠 지속적으로 사료 섭취량의 3%와 5%를 마늘로 먹인 결과, 두 그룹 모두에서 간 세포가 파괴되는 것이 관찰됐다. 그러나 반찬으로 먹는 정도라면 다소 많이 먹어도 별다른 부작용은 없다.

보신탕을 먹을 때는 왜 마늘을 먹지 말라고 하나?

영양학적으로는 설명이 되지 않는, 다분히 한의학적인 충고다. 한방에서는 마늘이나 개고기는 모두 몸을 따뜻하게 하는 성질이 있다고 간주한다. 따라서 몸에 열이 많은 사람이 보신탕과 마늘을 함께 먹으면 체내에 열이 너무 많아져서 가슴이 답답해지고, 심한 경우 시력이 저하되거나 심지어 실명할 수도 있다고 설명한다. 열이 많은 사람에게 열성(熱性) 식품인 인삼을 권하지 않는 것과 동일한 이치다.

마늘을 먹으면 고기의 독성이 중화되나?

삼겹살의 유해한 성분 자체가 중화되는 것은 아니다. 그러나 동물성 지방을 섭취하면 콜레스테롤 때문에 피가 탁해지고 혈관의 노화도 촉진되는데, 마늘의 항혈전(抗血栓) 성분은 피를 엉키지 않게 하고 항산화 성분은 혈관을 튼튼하게 한다. 따라서 삼겹살 등 동물성 지방을 섭취할 때는 마늘을 많이 먹는 것이 도움이 된다.

마늘에 다이어트 효과가 있나?

마늘을 먹인 쥐는 다른 쥐에 비해 체중이 덜 증가했다는 동물실험 결과가 있지만 사람에게 그 같은 다이어트 효과가 입증되지는 않았다. 마늘 자체에도 체지방을 분해하는 등의 직접적인 다이어트 성분은 없다. 다이어트가 목적이라면 마늘보다 는 고추를 먹는 것이 좋다. 고추의 '캅사이신' 성분은 체내 지방의 축적을 억제하며, 체지방을 분해하는 것으로 밝혀져 있다.

스님들은 왜 마늘을 안 먹나?

예로부터 마늘은 맛과 향이 강해서 스님이나 과거를 준비하는 사람에게는 금기시됐다. 한의학에서는 마늘을 생것으로 먹으면 '분심(憤心 · 화나는 마음)'이, 익혀 먹으면 '음심(淫心 · 음탕한 마음)'이 생긴다고 간주한다. 실제로 마늘은 몸 전체의 혈류를 개선시키므로 발기력에도 도움이 된다. 마늘의 아연 성분이 정자나 난자의 생성을 촉진시킨다는 동물실험 결과도 있다.

육쪽마늘은 보통 마늘과 어떻게 다른가?

한 통에 6~8개의 쪽이 들어 있는 마늘로, 보통 마늘보다 쪽 수가 적지만 쪽이 크고 단단하며 맛이 좋아 인기다. 그러나 마늘 자체의 성분이나 효과는 다른 마늘과 크게 다를 바 없다.

다양한 마늘술 제조법

레몬마늘술

마늘술에 레몬을 더하는 것으로 신맛과 향이 더해진다. 기호에 따라 설탕을 넣어 담가도 좋다. 레몬을 계속 넣어두면 향이 강해져 쓴맛이 나므로 1개월 후에 꺼낸다. 6개월 정도면 충분히 맛이 든다.

만드는 방법

1 마늘 3~4통에 레몬 3개를 원통형으로 잘라 준비한다.

2 **1**을 1ℓ의 소주에 담근다.

생강마늘술

생강 향이 살아 있어 산뜻한 맛이 난다. 설탕이 들어 있어 침출이 빨라 담근 지 1개월 후면 먹을 수 있다.

만드는 방법

1 마늘 2~3개, 설탕 200g, 생강절편 50g을 준비한다.

2 **1**을 1.8ℓ의 소주에 담근다.

마늘칵테일

마늘술을 그대로 먹기 힘든 사람은 꿀을 넣거나 좋아하는 주스를 섞어서 간단한 칵테일을 만드는 것도 좋다.

라임 칵테일 : 마늘술을 탄산수와 설탕, 사이다에 섞어 라임 한 조각으로 장식한다.

카시스 칵테일 : 카시스 액을 마늘술에 넣고 탄산수를 넣어 희석시킨다.

오렌지주스 칵테일 : 오렌지주스에 마늘술을 취향에 맞게 섞는다.

레몬 칵테일 : 마늘술을 레몬즙과 탄산수에 넣어 희석시킨다. 취향에 따라 꿀, 설탕 등을 첨가한다.

페퍼민트 칵테일 : 페퍼민트 액을 마늘술에 섞고 탄산수를 넣어 희석시킨다.

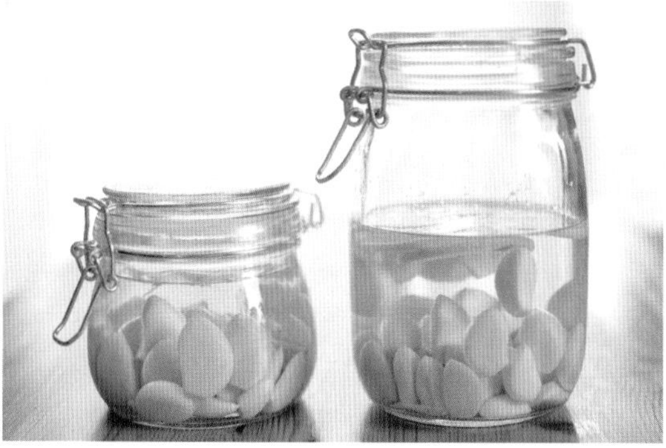

왼쪽에서부터 생강마늘술, 레몬마늘술

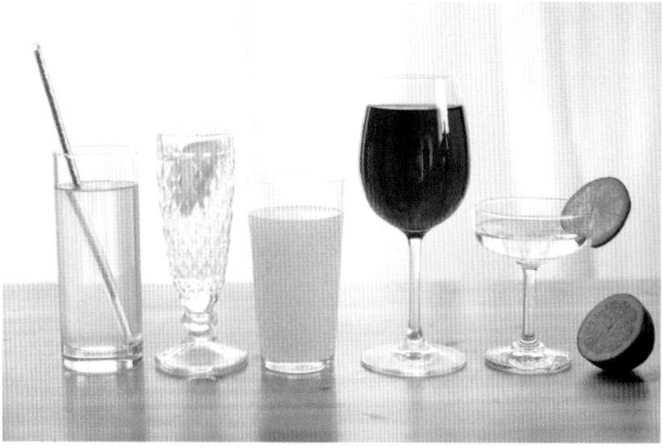

왼쪽에서부터 페퍼민트 · 레몬 · 오렌지주스 · 카시스 · 라임 칵테일

마늘냄새 없애는 조리법

마늘은 보관음식으로서 일상 반찬으로 먹는 것 외에도 여러 방법으로 조리해서 먹을 수 있다. 그러나 마늘을 조리하면 온 집안에 냄새가 퍼져 싫어하는 사람도 많다. 따라서 냄새가 나지 않는 조리법을 몇 가지 소개하고자 한다.

마늘의 특유한 냄새는 알리신이란 성분이 공기와 접촉해 산화할 때 발생하는 것으로 마늘을 썰면 썰수록 공기와 접촉하는 면이 넓어지기 때문에 냄새도 강해진다. 생마늘의 경우 간 마늘이 냄새가 가장 강하고 다음이 잘게 썬 것, 채썬 것, 얇게 썬 것의 순서로 냄새가 덜 난다. 따라서 마늘 알맹이 그 자체가 가장 냄새가 나지 않으므로 알맹이째로 굽거나 찌거나 데치거나 조리거나 튀기는 등 시간을 들여 가열하면 싫은 냄새도 좋은 향기로 바뀐다. 다른 간단한 방법으로는 전자레인지를 이용할 수 있다.

자른 것은 시간이 경과함에 따라 냄새가 강해지기 때문에 사용하기 직전에 자르는 것이 냄새를 줄이는 한 방법이다.

마늘 알루미늄포일구이

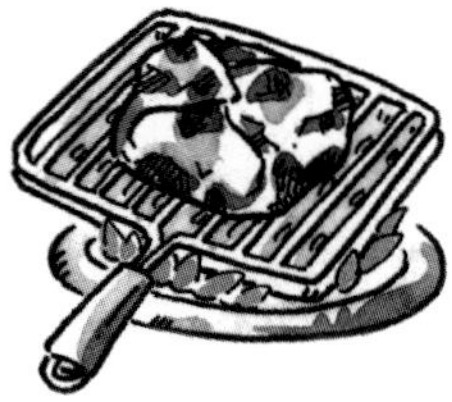

마늘은 한 쪽씩 나누어 껍질을 벗겨 알루미늄 포일에 싸서 가열한 석쇠나 프라이팬에서 2~3분 굽는다. 백합 뿌리(식용 가능)에 가까운 맛을 즐길 수 있다.

마늘튀김

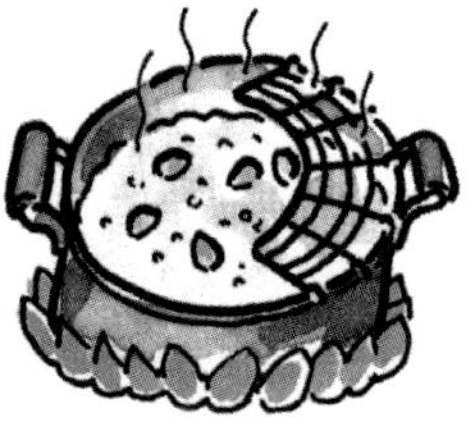

마늘 한 통을 껍질째 중불의 기름에서 천천히 튀기면 고소한 맛을 즐길 수 있다. 혹은 껍질 벗긴 것을 옅은 갈색이 될 때까지 튀겨 소금을 뿌려 먹으면 의외의 고소한 맛이 난다.

마늘찜

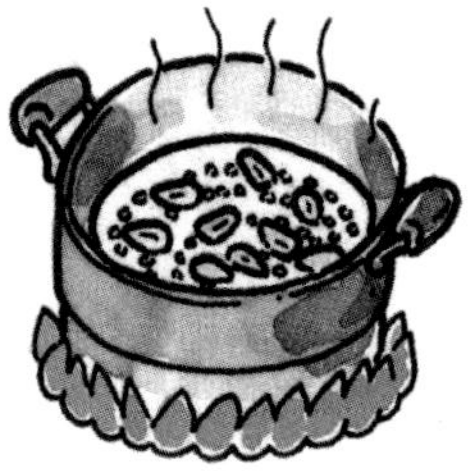

껍질을 깐 마늘을 한 쪽씩 나누어 찜기에 넣어 10분 정도 찐 후 소금이나 간장에 찍어 먹는다. 알싸한 맛이 나므로 기호에 따라 마요네즈에 찍어 먹어도 좋다.

전자레인지 가열

마늘의 겉껍질은 벗기고 속껍질은 남긴 후 랩으로 싸서 단시간 가열한다. 너무 오래 가열하면 타기 때문에 상태를 보면서 가열시간을 조절한다. 마늘에 간장을 뿌리거나 버터를 넣으면 맛있는 마늘구이가 된다.

바르고 붙여서 건강해지는 마늘 외용법

마늘은 식용뿐 아니라 즙을 바르거나 습포, 뜸, 입욕법, 미용법 등 외용(外用 : 몸의 외부에다 쓰는 것)해도 다양한 효과를 얻을 수 있다. 체질이나 증상에 맞는 방법으로 마늘의 약효를 최대한 활용하기 바란다.

무좀, 치질, 감기에도 효과 있는 마늘즙

옛날부터 마늘에는 세균과 진균을 막아주는 강한 항균작용이 있다고 알려져 왔다. 이 항균작용의 효율성을 가장 잘 활용하는 방법이 바로 마늘즙을 외용하는 것이다. 백선균이 원인인 무좀에 바르거나 인플루엔자 바이러스로 인한 감기 증상에 양치액으로 사용하는 등의 이용법을 생각할 수 있다.

마늘을 직접 바르는 외용법은 가장 효과가 크지만 자극이 너무 강해 피부가 약한 사람은 염증이 생기는 경우가 있다. 사람마다 피부가 다르므로 사용 전에는 반드시 실험을 해보아야 한다. 팔과 대퇴부 안쪽 등 피부의 민감한 부분에 마늘즙을 조금 발라 5~10분 후 아무런 이상이 없으면 전혀 문제가 없는 것이므로 사용해도 괜찮다. 가려움, 부어오름, 붉은 기가 나타나는 경우는 씻어내고 사용을 중지한다.

_ 마늘즙을 사용한 무좀 치료법

마늘즙을 가장 간단하게 사용하는 방법은 마늘을 갈아서 무좀이 생긴 부분에 바르고 1~2시간 뒤 닦아내거나 물로 깨끗이 씻어내는 것이다. 또 간 마늘을 거즈 등에 얇게 펴서 환부에 붙여두는 것도 효과적이다. 마늘을 갈아서 힘껏 짠 뒤 그 즙을 바르는 것도 좋은 방법이다.

자극이 좀 강하다고 생각되면 짠 즙을 물과 밀가루에 개어서 거즈에 발라 환부에 대고 그 위에 비닐이나 기름종이를 덮어주는 방법도 있다. 단, 대량으로 바르거나 장시간 그대로 방치하는 것은 금물이다. 마친 후에는 반드시 완전히 닦아내거나 물로 씻어내어 마늘이 피부에 남지 않도록 한다. 쉬이 낫지 않으므로 느긋한 마음으로 계속해야 한다.

무좀 치료법

1 마늘을 강판에 간다.

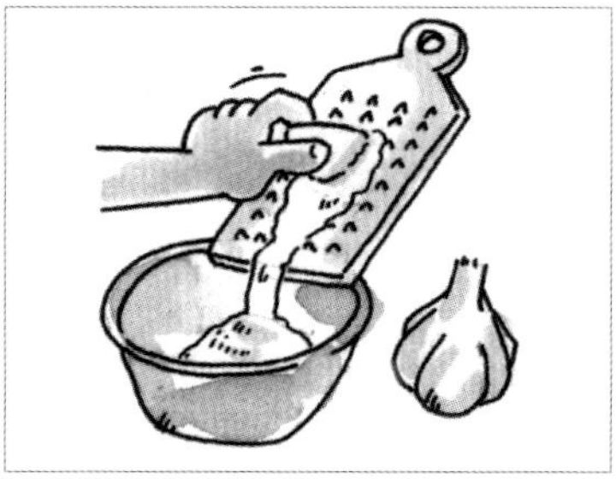

2 마늘즙을 거즈에 묻혀서 환부에 붙인다.

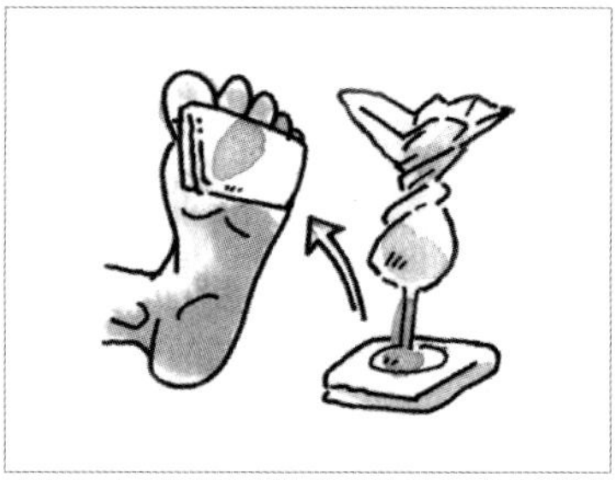

3 마늘이 피부에 남지 않도록 잘 씻어낸다.

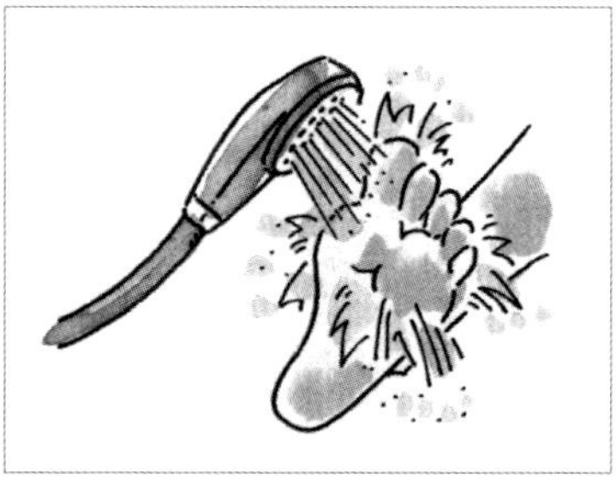

_ 마늘즙을 이용한 치질 치료법

무좀과 함께 우리나라 사람들에게 많은 질환이 바로 치질이다. 치질은 항문부의 혈행을 좋게 하고 환부를 청결히 하는 것만으로도 증상을 상당히 개선할 수 있다. 그런 의미에서 마늘의 혈액순환과 항균을 돕는 기능이 꽤 효과를 볼 수 있다.

우선 마늘즙을 물에 희석해 거즈에 적셔 환부에 바르고 잠시 후 닦아내거나 씻어낸다. 또는 40℃ 정도의 따뜻한 물에 마늘즙을 희석시켜 환부를 담그면 좋다. 대야 등을 사용해 뒷물하듯이 하면 된다.

작은 마늘 조각을 항문에 넣었다가 10~20분 있다가 끄집어내는 방법도 있다. 혹시 자극을 느끼거나 증상이 악화되면 중지한다. 환부는 늘 청결하게 유지해야 한다.

_ 마늘 양치액으로 감기 바이러스 격퇴

목이 아프고 감기가 의심되면 꼭 한 번 실행해보라고 권하는 것이 바로 마늘요법이다. 물에 희석시킨 마늘즙을 목구멍까지 닿도록 가글한다. 이렇게 하면 감기의 원인이 되는 인플루엔자 바이러스와 세균이 목의 점막에서 번식하는 것이 억제되어 감기예방에도 상당한 효과가 있다.

위통과 요통에 효과적인 마늘습포법

마늘을 외용하는 것의 효과는 의외로 잘 알려져 있지 않다. 하지만 마늘의 성분 알리신은 피부에 잘 흡수되기 때문에 좋은 약효를 기대할 수 있다. 특히 신경세포와 결합해 통증을 완화하며 혈행을 좋게 해서 냉증을 해소하는 작용은 직접 환부에 붙이는 습포(濕布 : 물 또는 약액에 적신 헝겊을 환부에 대서 염증을 치료하는 일 또는 그 헝겊)로 효과를 볼 수 있다.

마늘습포는 마늘을 갈아 거즈 등에 묻혀서 환부에 붙이면 좋지만 냄새가 상당히 강해 염증이 생길 위험도 있다. 그래서 밀가루를 섞어 냄새와 작용을 완화하는 습포법을 권한다. 마늘습포한 부위를 따뜻하게 해주면 마늘 성분이 더 잘 흡수되어 온열 효과와 상승작용을 일으켜 효과가 더 크다.

마늘습포 만드는 방법

1 마늘은 한 쪽씩 나누어 껍질을 벗겨서 간다.

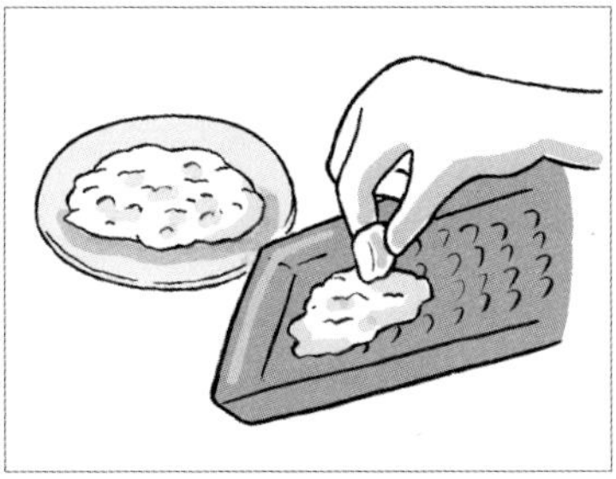

2 밀가루에 물을 섞어 튀김용 반죽보다 조금 더 되게 반죽한 뒤 **1**을 넣어 골고루 섞는다.

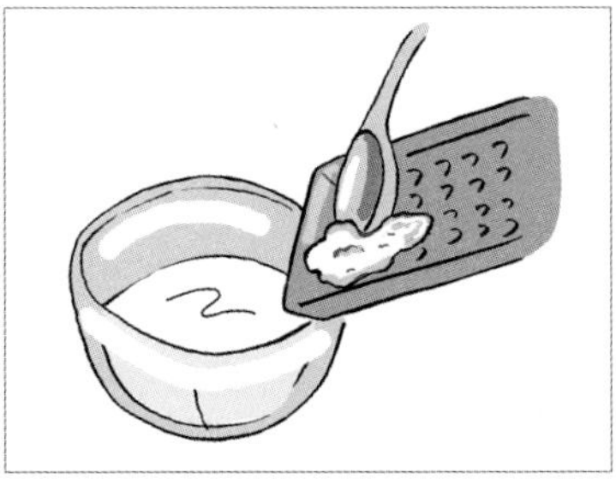

3 거즈에 적당량을 발라서 환부에 붙여 10~15분 정도 둔다.

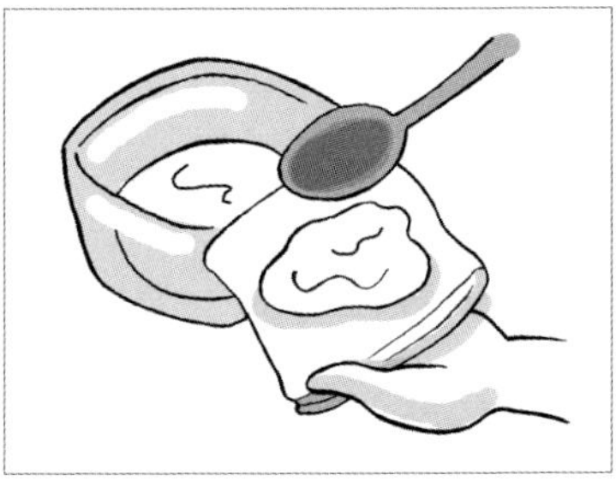

_ 위장장애를 고치는 마늘습포법

'어쩐지 위가 아프다', '식욕이 없다', '위가 콕콕 쑤시며 아프다'는 등 위장장애를 호소하는 사람을 많이 볼 수 있다. 장기간에 걸쳐 위가 아프면 나쁜 병이 숨어 있을 수도 있으니 반드시 전문의의 진단을 받아야 하지만, 피로나 스트레스로 인한 경우와 급성 위통, 선천적으로 위가 약한 사람에게는 마늘습포가 효과적이다.

아픈 위 부위에 습포하는 것이 가장 간단한 방법이지만 등에 있는 '위장의 여섯 경혈'이라고 불리는 위장 기능을 높이는 여섯 군데의 경혈(뜸자리)을 동시에 따뜻하게 해주면 전신이 따뜻해져 위가 매우 편안해진다. 경혈은 위에서부터 격수, 간수, 비수다.

격수는 등줄기를 편 양쪽 견갑골의 아래쪽 가장자리에 바른 자와 같은 것을 대어서 그것을 기준선으로 하고, 손바닥을 등에 대어 이 기준선과 등줄기가 교차하는 점에 중지를 두었을 때 검지와 약지가 닿는 곳의 외측에 있다. 간수는 거기서부터 손가락 세 개 너비 정도 밑이고, 비수는 간수로부터 손가락 세 개 너비 정도 밑이다. 등의 경혈은 정확한 위치를 잡기 어렵기 때문에 위의 뒤쪽 편 정도를 기준으로 삼아 대강의 위치에 습포하면 충분하다.

_ 요통을 고치는 마늘습포법

마늘습포는 요통에도 효력을 발휘한다. 예로부터 고추나 갠 겨자를 사용한 습포법이 민간요법으로 알려졌지만, 마늘습포는 해당 부위를 따뜻하게 해줄 뿐 아니라 통증을 억제하는 작용도 있기 때문에 한층 더 큰 효과를 기대할 수 있다.

요통에는 아픈 부위에 습포하는 방법과 발 안쪽 복사뼈 정점에서 손가락 네 개 너비 정도 위에 있는 삼음교라는 경혈에 습포하는 방법이 있다. 이 두 군데에 마늘습포를 계속하면 고통스런 요통이 완화된다.

통증을 동반하는 각종 증상에 특효가 있는 마늘뜸

마늘뜸은 몸 외부로부터 마늘의 유효성분을 효율성 좋게 흡수시키는 최고의 방법으로 한의사들도 흔히 행하는 치료법이다. 마늘에 있는 통증을 억제하고 혈행을 원활히 하는 작용에 뜸의 온열작용이 더해져 신경통과 어깨결림, 류머티즘, 통풍, 요통, 염좌(捻挫 : 관절·힘줄·신경 등이 삐거나 비틀려 생긴 손상), 타박상 등 통증을 동반하는 증상에 특히 효과적이다. 또 경혈에 마늘뜸을 함으로써 위무력증이나 기관지염 등의 불쾌한 증상을 개선할 수도 있다.

마늘뜸은 방법도 어렵지 않아서 한의사의 지도를 받아 집에서도 쉽게 실행할 수 있다. 마늘을 2~3mm로 얇게 썰고 그 위에 약쑥을 피라미드처럼 올린 후 한의사에게 지시받은 경혈자리 위에 두고 불을 피운다. 약쑥이 다 타면 새것으로 바꾸고 4~5회 반복한다.

마늘뜸은 피부와 약쑥 사이에 마늘이 들어 있기 때문에 보통의 뜸처럼 너무 뜨겁지 않아서 오히려 위험하지 않고 취급하기도 간단하다.

마늘뜸 뜨는 방법

1 약쑥을 피라미드형으로 올린다.

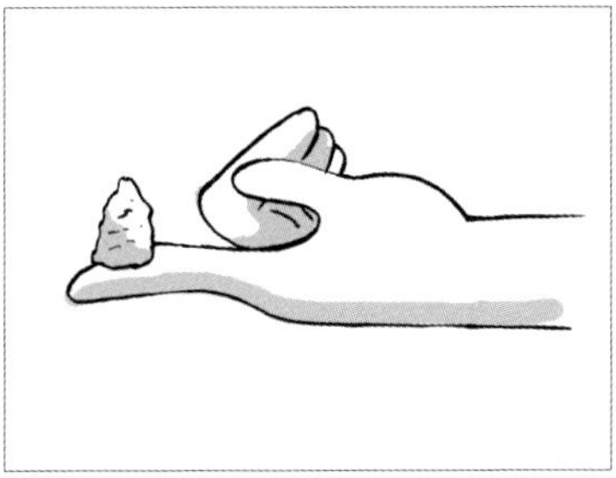

2 얇게 썬 마늘 위에 약쑥을 얹고 불을 붙인다.

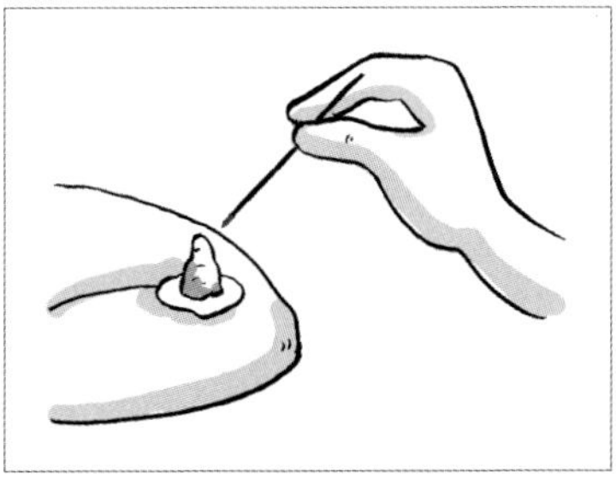

3 **2**를 4~5회 반복한다.

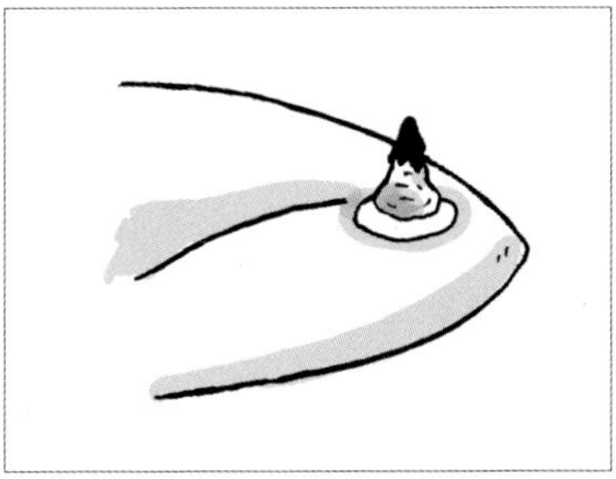

_ 통증에 잘 듣는 마늘뜸

신경통, 류머티즘, 어깨결림 등의 통증에는 환부에 직접 마늘뜸을 놓는다. 염좌, 엘보 등 만성화된 통증을 억제하는 효과가 있다.

경혈의 위치를 찾기는 어렵지만 손가락으로 눌러 통증을 느끼는 부위에 뜸을 뜨면 되므로 방법은 비교적 간단하다. 등이나 허리에 뜸을 놓을 경우에는 엎드려 누워 가족에게 도움을 청한다.

_ 경혈에 놓는 마늘뜸

증상에 따라서는 직접 환부에 뜸을 뜨기보다 경혈에 뜸을 뜨는 편이 효과적인 경우가 있다. 위장질환이나 기관지염 등이 그 대표적인 예다. 위장의 뜸자리인 중완은 배꼽과 명치 사이의 정중앙에 있다. 위가 불쾌한 증상에는 격수·간수·비수의 '위장의 여섯 군데 뜸자리'도 효과적이다. 기관지염에 효과 있는 풍문이라는 뜸자리는 손을 반대측의 어깨에 대어봐서 중지가 닿는 위치라고 생각하면 된다.

온 가족이 이용하는 건강요법, 마늘목욕

예로부터 몸이 따뜻해지거나 피부가 깨끗해지는 약효가 있는 식물을 탕 속에 넣는 민간요법은 널리 알려져 있다. 마늘의 유효성분도 피부에서 잘 흡수하기 때문에 마늘을 탕 속에 넣고 입욕하는 것도 효과적인 이용법이다.

마늘목욕은 습진, 냉증, 어깨결림, 신경통, 요통 등 다양한 증상을 개선하지만 그중에서도 아토피성 피부염의 가려움증을 억제하는 효과가 뛰어나다. 스테로이드제 등의 약물요법에 의존하는 사람에게는 안전성과 함께 손쉽다는 점에서 반가운 치료법이라고 할 수 있다.

노인들 중에 한밤중에 몇 번이고 일어나 숙면을 취할 수 없는 사람뿐 아니라 별다른 증상이 없는 사람에게도 좋다. 피부를 건강하고 매끄럽고 부드럽게 하는 동시에 몸이 따뜻해져 한기도 덜 느끼고 피곤도 풀리게 하는 마늘목욕은 온 가족이 이용할 수 있는 '건강요법'이다.

_ 자극 없는 마늘목욕법

유자탕과 창포탕 등의 약탕과 마찬가지로 마늘을 탕에 넣으면 좋지만 자극이 강해 몇 가지를 고안해본다.

생마늘을 자르거나 으깨면 알리신이라는 강한 자극성분이 나오기 때문에 자르지 않고 껍질 깐 것을 그대로 거즈나 목면으로 만든 주머니에 넣어 욕조에 담근다. 냄새나 자극을 부드럽게 완화시키고 싶을 때는 작은 마늘 알맹이나 2~3토막 낸 것을 전자레인지에서 30초 정도 가열한 후 사용하면 좋다. 마늘의 분량은 욕조의 크기나 체질에 맞춰 조절하면 좋은데 보통은 몇 쪽만으로도 충분하다.

만드는 방법

1 마늘의 자극을 완화시키고 싶을 때는 전자레인지에 가열한다.

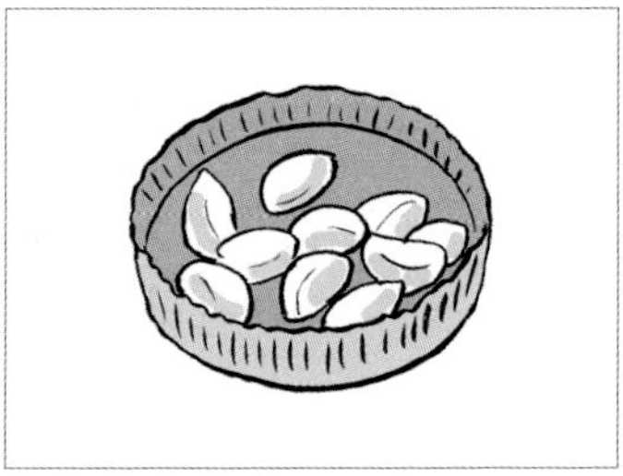

2 마늘을 거즈나 목면 주머니에 넣는다.

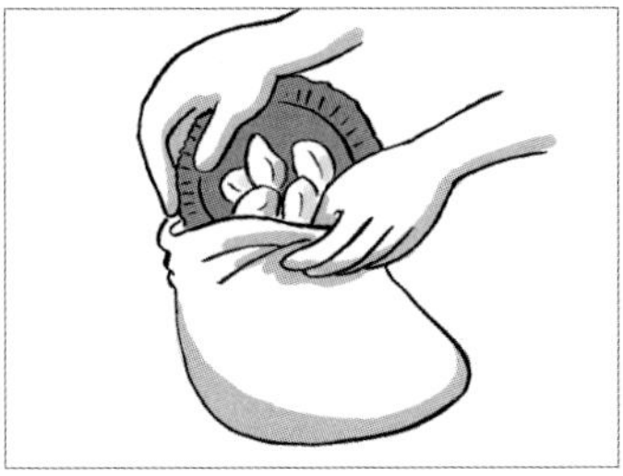

3 입구를 묶고 욕조에 담근다.

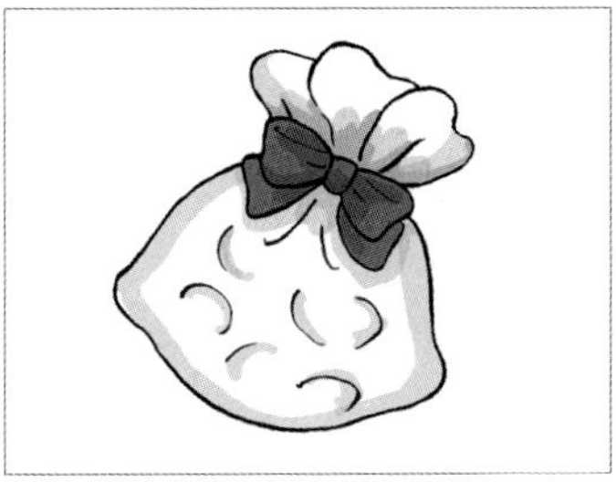

_ 아토피성 피부염에 효과가 있는 마늘목욕

마늘에는 혈행을 좋게 하고 신진대사를 활발하게 하는 작용이 있어 새로운 피부 형성에도 도움이 된다. 또 피부세포를 활성화하고 자극에 대한 저항력을 키우는 효과와 자극의 원인이 되는 세균 등을 죽이는 살균작용도 뛰어나다. 이러한 종합적인 기능이 아토피성 피부염의 증상을 개선시키는 것으로 보인다.

마늘을 탕 속에 넣게 된 것은 새끼방어와 도미에 사용한 영양제가 계기가 되었다. 양식장에서 일하는 사람이 마늘에 비타민 B_1을 섞은 영양제를 만진 날은 하루종일 손이 뽀송뽀송 했다고 한다. 이 이야기에서 힌트를 얻어 마늘을 입욕제로 사용하는 방법을 연구했고, 입욕 후에도 체온이 잘 떨어지지 않고 효과도 높다는 사실을 알게 되었다.

피부도 머릿결도 아름답게 되살아나는 마늘 미용법

기미, 주름살, 거친 피부를 개선하는 마늘 미용법

젊고 건강하고 아름다운 피부는 세포가 활발하게 활동한다. 따라서 신진대사가 좋아 노화된 피부가 떨어져 나가고 새 피부로 재생되는 피부의 정상적인 사이클이 유지되어 영양분도 충분히 흡수된다. 수분과 지분의 균형을 유지하는 능력도 뛰어나 젊고 탄력 있는 상태라고 할 수 있다.

마늘의 알리신이라는 유효성분은 피부세포에 직접 작용해 그 기능을 활발히 한다. 또 세포막의 투과성을 좋게 해서 노폐물을 재빨리 배출하고 필요한 영양을 충분히 흡수할 수 있도록 해준다. 또 마늘에는 피부 내부에 적당히 지분을 남기는 작용이 있어 수분과 지분이 균형 있게 유지되어 잔주름이나 피부 처짐을 눈에 띄게 막을 수 있다.

덧붙이자면 마늘은 살균력도 강하기 때문에 피부의 노폐물을 완전히 제거해 청결을 유지하게 해준다. 여드름, 뾰루지는 피부의 과잉된 노폐물에 잡균이 번식하는 것이 원인이므로 항상 청결을 유지하면 예방할 수 있다. 이미 생긴 뾰루지는 마늘의 강한 살균력으로 화농되지 않고 빨리 나을 수 있다.

또한 마늘의 유효성분은 침투성이 매우 좋아 피부 표면에 효율적으로 흡수된다. 흡수성이 좋다는 것은 매우 중요한 사항으로 아무리 뛰어난 기능이 있어도 흡수되지 않는다면 효과를 기대하기 어렵다. 그런 점에서 마늘은 우수한 자연화장품이라 할 수 있다. 1년 내내 기미, 주름,

거친 피부가 신경 쓰이는 사람이라면 화장진액과 팩제를 만들어서 자신의 피부에 맞는 분량과 방법으로 손질해보자.

마늘진액 세안법

아름다운 피부를 만드는 기본은 피부의 노폐물을 철저히 없애는 것에서 시작한다. 마늘의 강력한 살균력을 이용해서 철저히 세안하면 확실하게 노폐물을 제거할 수 있다.

세안에는 끓인 마늘진액이나 소주절임진액을 이용한다. 세안용 크림에 진액 1~2방울을 넣어 얼굴 전체에 골고루 마사지한다. 모공 깊숙이 있는 노폐물까지 녹여 없애기 위해서는 중지를 이용해 부드럽고 꼼꼼하게 마사지한다. 그러고 나서 크림을 닦아내고 미온수로 씻어낸다. 완전히 씻은 후 마지막으로 냉수로 튕기듯이 세안한다.

마늘진액 기초 미용법

세포의 기능을 활발히 하는 작용과 살균작용이 있는 마늘도 끈기 있게 매일 피부손질에 사용해야만 그 효과가 나타난다. 피부 표면에 무언가를 보충하는 소극적인 방법이 아니라 피부세포의 기능 자체를 좋게 하는 근본적인 피질개선이므로 거친 피부, 민감한 피부, 여드름, 기미, 주름, 처짐 등의 트러블에 관계없이 건강하고 생생한 피부로 다시 태어날 수 있다.

세안 후 집에 있는 화장수에 끓인 마늘진액이나 소주절임진액을 1~2방울 섞어 얼굴 전체에 패팅한다. 피부에 침투되도록 꼼꼼히 두드려

주면 성분이 잘 흡수되어 세포에 직접 작용할 수 있다. 화장수는 마늘과 청주를 이용하여 직접 만들 수 있다. 화장수를 바른 뒤에는 필요에 따라 크림이나 오일을 얼굴 전체에 펴 바른다.

진액의 분량은 소량으로 시작해서 자신의 피부에 맞게 조절한다. 오일은 양질의 천연오일을 사용하고 역시 마늘진액을 첨가한다. 기미나 잔주름, 거친 피부 등 신경 쓰이는 부분에 화장수나 크림을 바를 때는 손끝으로 가볍게 톡톡 두드리면 성분이 잘 흡수되어 한층 효과가 있다.

_ 끓인 마늘진액

마늘의 유효성분을 끓여서 우려내어 만드는 손쉬운 진액이다. 만들어 바로 사용할 수 있기 때문에 생각날 때 만들어두면 편리하다.

만드는 방법

1 마늘 3쪽을 껍질을 벗겨 물 200㎖와 함께 냄비에 넣고 끓인다.

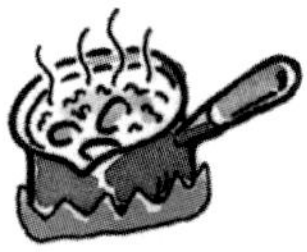

2 물이 반 정도로 줄어들 때까지 졸인 뒤 남은 즙을 사용한다.

* 냉장고에 보관하면 일주일 정도 사용할 수 있으므로 사용량에 맞게 만들어둔다.

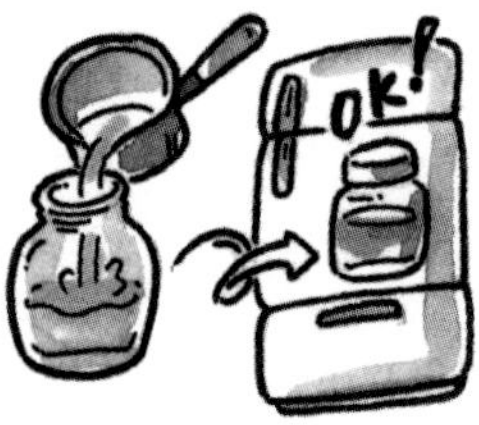

_ 소주절임진액

소주에 재우기 때문에 보존성이 높다. 음용할 수도 있으므로 마늘 출하시기에 많이 만들어두면 언제든 사용할 수 있다.

만드는 방법

1 물 800㎖에 소금 60g을 녹여 소금물을 만든 뒤 마늘 1kg을 껍질째 넣어 2~3일 재워 떫고 쓴맛을 뺀다.

2 떫고 쓴맛을 뺀 마늘을 잘 씻어 소금기를 뺀 뒤 물을 부어 반나절 정도 재워둔다.

3 물기를 잘 닦아 하루 정도 그늘에 말린 뒤 한 쪽씩 나누어 껍질을 벗긴다.

4 깨끗한 보관병에 **3**의 마늘과 얇게 썬 레몬 2조각을 넣고 소주 600㎖를 넣는다.

5 밀폐해서 냉암소에 보관하였다가 2개월 후에 레몬을 꺼내고 6개월 후에 마늘을 건져낸다.

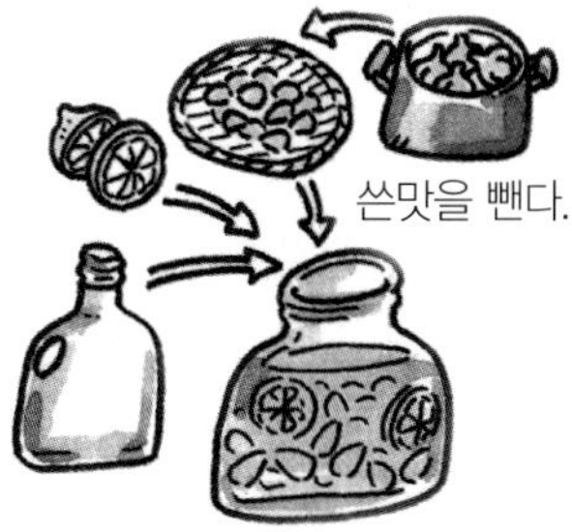

_ 마늘화장수

어떤 청주든지 사용 가능하다. 화장수로 세안 후 피부 손질에 사용하는 것 외에 클렌징 대용으로도 사용 가능하다.

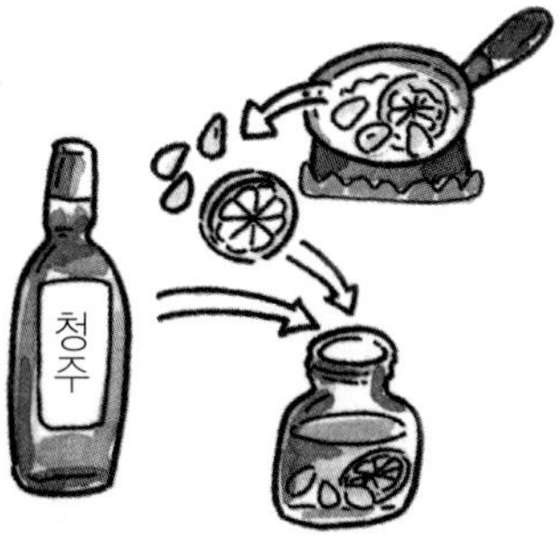

만드는 방법

1. 껍질 벗긴 마늘 3쪽과 얇은 레몬 한 장을 살균 소독해서 잘 건조시킨 병에 넣고 청주 180㎖를 붓는다.
2. 밀폐해서 냉암소에 보관하고 3개월 후에 레몬을 꺼내고 6개월 후에 마늘을 꺼내면 완성이다.

사용 전에는 반드시 피부에 실험을!

마늘은 효과가 높은 만큼 자극도 강해 피부에 안 맞는 사람도 있기 때문에 사용 전에 만반의 준비가 필요하다. 사용 전에는 반드시 실험을 해서 자신의 피부에 맞는지 확인한다.

_ 피부자극 실험하는 방법

팔과 대퇴부 안쪽이나 팔꿈치 등 연약한 부위에 사용할 진액이나 크림을 발라 30분이나 1시간 정도 둔다. 아무런 이상이 나타나지 않으면 사용해도 좋다. 만약 가려움, 발적(發赤 : 피부나 점막에 염증이 생겼을 때 나타나는 증상으로 그 부분이 빨갛게 부어오르는 상태), 붓기 등의 증상이 나타나면 곧 씻어내고 사용을 중지한다. 그날 몸의 컨디션이나 사용량에 따라서 반응이 다를 수 있으므로 사용 중에 자극을 느낀 경우에도 곧 사용을 중지한다.

피부를 집중 관리해주는 마늘팩

마늘 미용법은 매일 사용하는 것이 기본이며, 한층 효과를 높이기 위해서는 주 2~3회 특별히 팩을 하면 좋다. 느긋하고 여유 있는 시간에 아름다운 피부를 재생시킬 수 있다. 마늘은 피부 표면에서 성분이 잘 흡수되므로 팩처럼 집중적으로 관리할 때 더욱 효과적이다.

마늘팩이 효과적이기는 하지만 피부에 직접 바르면 자극이 너무 강할 수 있다. 마늘의 자극과 냄새를 완화하고 게다가 피부손질 효과까지 높은 팩제를 만들어보자. 기미나 잔주름 등에는 부분팩이 그 위력을 발휘한다. 특히 마늘에는 기미의 원인이 되는 멜라닌 색소의 형성을 막아주는 기능이 있기 때문에 집중적으로 관리하면 효과적이다.

직접 만든 팩제를 거즈에 배어들게 해서 기미나 잔주름 부위 위에 붙인다. 거즈 위에서 손끝으로 가볍게 두드려 잘 눌러서 팩제가 피부에 충분히 흡수되도록 한다. 5분 정도 그대로 두었다가 거즈를 떼어내고 깨끗이 씻는다.

_ 마늘팩으로 하는 피부관리법

열탕소독 후 완전히 건조시킨 깨끗한 밀폐용기에 얇게 썬 마늘 3쪽과 꿀 100g을 넣고 밀봉하여 3일 정도 둔다. 마늘 성분이 위에 뜨므로 이 윗물을 팩제로 사용한다.

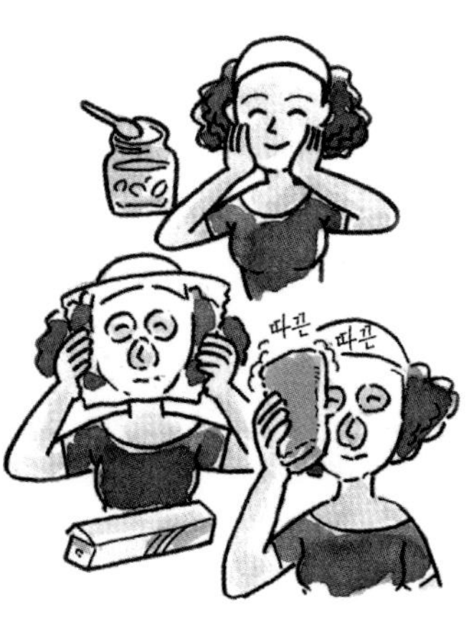

마늘의 윗물을 숟가락으로 떠내 얼굴 전체에 골고루 펴 바른다. 중지를 사용해 꼼꼼하게 마사지한 후 눈, 코를 피해 얼굴 전체를 랩으로 싸서 10분 정도 그대로 둔다. 이 상태로 입욕하면 피부온도가 상승해서 혈행이 좋아지기 때문에 더욱 효과가 있다. 랩 위에 뜨거운 타월을 덮어두는 것도 좋은 방법이다. 시간이 되면 팩제를 씻어내고 화장수를 발라 피부를 진정시킨다.

마늘헤어팩과 린스

윤기 있고 탐스런 모발을 소유하고 싶은 것은 남녀노소를 불문하고 모든 사람들의 희망사항이다. 그러나 노화뿐 아니라 스트레스나 과로, 공기오염 등으로 인해 백발과 탈모로 고민하는 사람이 늘어나고 있다.

건강한 모발은 건강한 자연 그대로의 두피에서 오는 것이다. 피부의 오염물질을 확실히 씻어내고 두피 전체를 활성화하면 탈모나 끊기는 모발, 비듬, 가려움 등을 예방하고 건강한 모발을 유지할 수 있다. 샴푸 전에 마늘팩을 하고 마늘린스로 마무리하면 한층 효과적이다.

_ 마늘헤어팩 하는 방법

끓인 마늘진액이나 소주절임 진액 20ml에 다시마물(다시마 2쪽에 뜨거운 물 180ml를 부은 것) 20ml, 스쿠알렌이나 올리브유 등의 미용오일 1.5ml를 섞어 헤어팩제를 만든다.

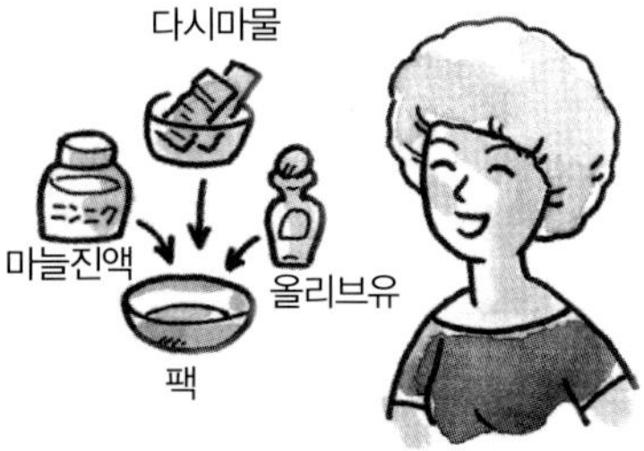

샴푸 전에 팩제를 두피와 모발에 잘 문지른 뒤 샤워캡을 쓰고 30분 정도 있다가 씻어낸다. 백발과 탈모에 특히 효과적이므로 거르지 말고

매일 사용하면 좋다.

_ 마늘로 린스하는 방법

세면대 반 정도 분량의 따뜻한 물에 끓인 마늘진액이나 소주절임진액 1큰술을 넣어 잘 섞어 모발과 두피에 골고루 마사지한 후 깨끗이 헹군다. 푸석한 모발도 촉촉하고 윤기 있는 모발로 되돌릴 수 있다.

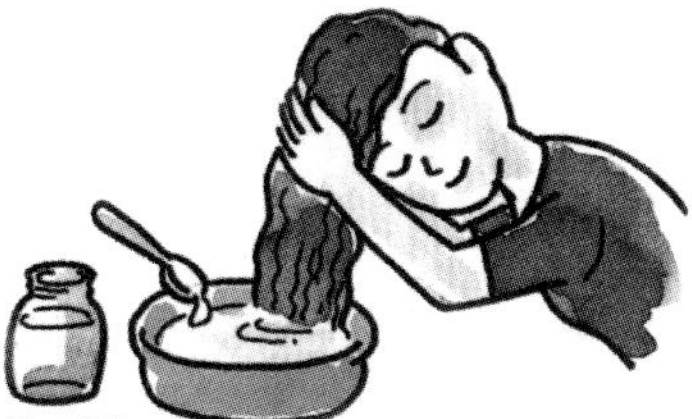

가정에서 할 수 있는 마늘 재배법

마늘을 길러보고 싶지만 가정에서 가능할까 하고 망설이는 사람을 위해 간단한 마늘 재배법을 소개한다. 마늘은 채소가게보다는 종묘상에서 구입하는 것이 좋다. 품종을 크게 나누면 난지계와 한지계가 있는데 재배할 지역의 기후에 맞는 것을 선택한다. 마늘은 크고 통통하며 싱싱한 것이 좋은 종자다.

품종에 따라 다소 다르지만 가을에 껍질을 깐 마늘 한 쪽을 심으면 약 2주 후에 발아한다. 겨울의 추위를 지나 낮이 길어지면 급속히 생장, 4~5월경에 대가 자라게 된다. 이때 대를 따서 종자구를 크게 하고 줄기와 잎이 시들면 수확한다.

가정에서도 간단히 키울 수 있으므로 일찌감치 싹과 뿌리가 나온 마늘이 있으면 버리지 말고 리사이클 재배를 해보는 것도 좋다. 흙에 심는 것만으로도 쑥쑥 싹이 자라나며, 이때 싹은 간단한 양념 등에 이용할 수 있어 매우 편리하다.

리사이클 재배법

1 마늘은 오래 두면 푸른 싹이 나온다. 이것을 한 쪽씩 나누어 심는다.

2 화분 밑에 망을 깐 뒤 일반 흙을 넣고 배양토를 넣는다. 마늘 싹이 보일 정도로 심는다.

3 다 심은 후에 물을 준다. 1개월 정도 자라기 때문에 적당한 시기에 잘라준다. 양분이 없어질 때까지 2~3회 정도 수확이 가능하다.

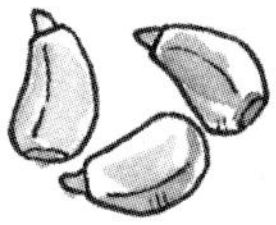
① 푸른 싹이 난다.

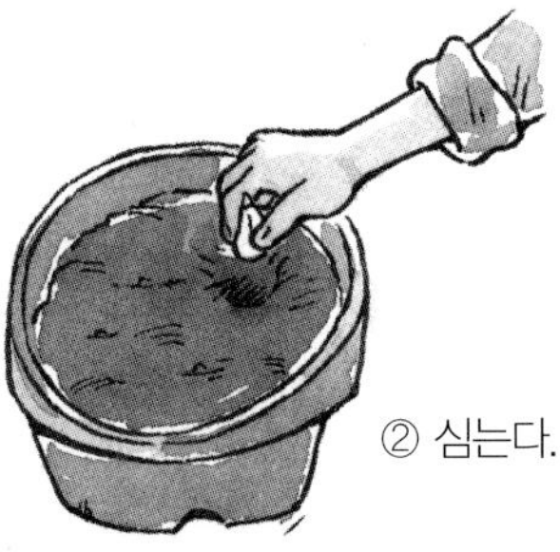
② 심는다.

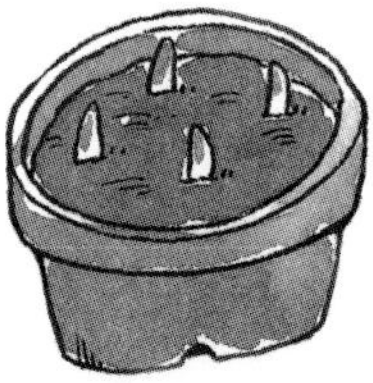
③ 2주일 후

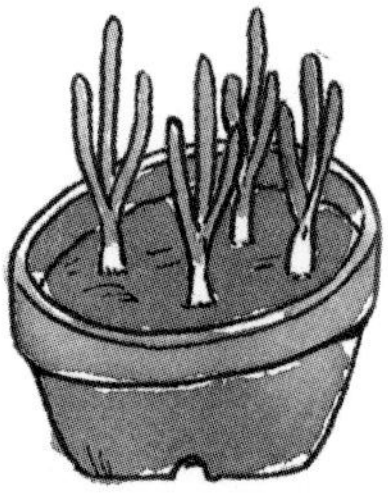
④ 한 달 후

백문이 불여일견,
마늘 체험자의 즐거운 고백

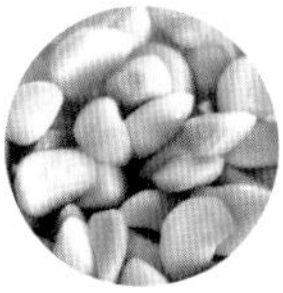

식초마늘로 심근경색도 좋아지고 혈전도 사라졌어요

– 여성 · 70세 · 주부

3년 전이다. 책상에 앉아 편지를 쓰는데 갑자기 가슴이 아파서 몸을 아래로 향하고 있을 수가 없었다. 위를 향하고 누워서 쉬면 괜찮았지만 책상 앞에 앉으면 다시 증상이 나타났다. 그렇게 2~3회 계속돼 아무래도 이상하다고 생각하고 근처에 살고 있는 언니에게 전화해서 같이 병원에 가게 되었다. 진단결과 협심증이라는 말을 듣고 바로 입원하였다.

입원해서 5일째쯤이었을까. 저녁 무렵 갑자기 가슴에 통증이 왔다. 마침 그때 간호사가 회진하러 왔기에 증상을 호소하니 맥박을 체크해보고 이상하다면서 의사를 불러주었다. 심근경색이 발생한 후 20일 정도 안정을 취하고 링거주사를 맞으면서 침대에 누워 있게 되었다.

그로부터 3개월 후 입원 치료한 보람이 있어 운 좋게 퇴원할 수 있었다.

퇴원은 했지만 매일 약을 여덟 가지나 먹어야 했다. 입원 중의 검사에서 혈전이 발견되어 그에 대한 치료약도 먹었다. 혈전치료약을 먹고 나면 기분이 매우 나빠졌는데 그래도 참고 먹었다. 하지만 먹고 나면 녹초가 되어 어떻게 할 수가 없어서 의사에게 말하자 그것을 개선시키기 위해서 또 다른 약을 추가했다. 점점 약만 늘어갈 뿐이라 불안한 마음에 병원을 바꾸어보기도 했다.

내 사정을 걱정한 딸이 "마늘에 혈전을 녹이는 효과가 있다고 잡지에 나와 있던데 시험 삼아 드셔보세요" 하고 말했다. 처음엔 갈아 내린 마늘로 환약을 만들어보았지만 너무 먹기 힘들어서 다음 번에는 식초에 담가서 만들어보았다. 간장절임은 염분이 많아서 좋지 않으니 식초절임을 해보는 것이 어떻겠냐고 딸이 충고해주었기 때문이다.

식초절임은 아주 맛있고 냄새 걱정도 할 필요가 없어 곧 마음에 들었다. 매일 거르지 않고 하루에 한 번씩 식초마늘을 먹고 있는데 "화" 하고 숨을 내쉬어보아도 나 자신도 냄새를 느낄 수 없을 정도고, 다른 사람들로부터 마늘냄새가 난다는 말을 들어본 적도 없다.

만드는 방법도 간단하다. 마늘을 한 쪽씩 떼어서 껍질을 벗기고 큰 것은 두세 토막으로 자른다. 씻어서 물기를 없앤 후 한두 군데가 눌 정도로 팬에 살짝 볶는다. 그것을 병에 넣고 흑초를 넣어서 담근다. 이렇게 하면 좋은 맛이 나면서 맵지 않고 냄새 걱정도 없다. 흑초를 사용한 것은 보통 식초보다 몸에 좋다고 생각해서인데 흑초에 담그면 맛이 좋아서 설탕이나 소금 등을 넣지 않아도 맛있는 식초마늘이 완성된다.

새로 만든 것은 1개월 정도 지나면 먹을 수 있다. 나는 마늘이 많이 날 때

1년 먹을 것을 한꺼번에 사서 만들기 때문에 전에 먹던 것이 없어지면 새것을 먹는다. 마늘을 담갔던 식초도 음식이나 드레싱에 이용하는데 마늘냄새가 조금도 나지 않는다.

작년에 검사를 받았는데 혈전은 특별한 것이 없으니 괜찮다고 하였다. 심근경색 후유증도 거의 없다고 하니 중병을 앓았는데도 잘 회복되었다고 생각한다. 병원에서 받은 약은 그다지 열심히 먹지 않았기 때문에 혈전이 없어진 것은 2년간 매일 계속해서 먹은 식초마늘 덕분으로 보인다. 혈전은 없어졌지만 혈전이 생기기 쉬운 원인은 없어지지 않았을 것이다. 따라서 앞으로도 계속해서 식초마늘을 먹을 생각이다. 만드는 방법도 간단하고 무엇보다도 맛있어서 계속 먹을 수밖에 없다.

식초마늘 덕분에 콜레스테롤 수치가 정상으로

– 여성 · 54세 · 파트타이머

식초마늘을 먹기 시작한 지 8개월이 되는데 컨디션이 좋아 매일 상쾌한 기분이다. 이전에는 자주 느꼈던 두통 등이 거의 없어졌을 뿐 아니라 왼쪽 발목과 무릎의 통증도 전보다 훨씬 좋아져 지금은 거의 잊고 지낼 정도다. 하지만 무엇보다 감격한 것은 콜레스테롤 수치가 떨어진 것이다.

나는 3년 전부터 콜레스테롤 수치가 높아서 열량 섭취를 줄이라는 말을 들었다. 그러나 파트타임으로 슈퍼마켓에서 일을 하고 있었고, 활동량이 많아서 좀처럼 식사량을 줄이기 어려웠다. 간식은 먹지 않도록 했으나 그것만으로는 당장 개선되지 않았다.

재작년에 건강진단을 받았을 때 콜레스테롤 수치는 251이었다. 그러던 것이 작년 11월 검사에서는 205로 내려갔다. 세 끼는 꼭 전처럼 먹었기 때문에 이것은 식초마늘 덕분이 틀림없다. 콜레스테롤 수치는 190 정도가 되면 정상이므로 의사는 "이제 조금만 더 노력하세요" 하며 격려해주었다. 그때 식초마늘 이야기를 꺼냈더니 의사는 "그것 참 잘된 일이군요"라고 말했다.

만드는 방법은 마늘을 한 쪽씩 떼어 껍질을 깨끗이 벗겨 처음엔 싼 식초에 담그고, 10일 정도 지난 후 식초를 버리고 현미식초에 다시 담근다. 이렇게 만든 것을 매일 먹는데 식초마늘은 정말 맛있어서 즐겁게 먹고 있다.

마늘진액으로 체력도 좋아지고 간장, 십이지장궤양, 화상에도 효과 봤어요!

– 남성 · 69세 · 회사경영

집사람과 결혼한 것은 56세로 나에게는 재혼이었다. 젊었을 때는 보통 이상의 체력이던 나도 나이는 이기지 못하고 정력이 약해졌다. 마늘진액을 알게 된 것은 그때였다. 마늘진액을 마셔보니 몸이 뜨거워지면서 안에서부터 에너지가 솟아 나오는 느낌이 들고 체력이 강해지면서 3일째에는 효과를 확실히 알게 되었다. 정력이 강해진 탓인지 밝고 즐거운 꿈을 꾸게 되고 꿈

속에 미인이 나타나는 등 청춘으로 돌아간 듯한 기분을 아침이고 밤이고 맛볼 수 있게 되었다.

이뿐만 아니라 종합검진을 받았을 때 지적되었던 간장이 매일 낮술을 먹고 있었음에도 어느새 정상이 되어 있었다. 한 사발씩 마시던 술을 세 홉으로 줄이기는 했지만 그래도 술에 취한다든지 술 때문에 고생하는 일은 없어졌다.

간장 이외에도 나는 20대 후반부터 십이지장궤양을 앓고 있었다. 십이지장궤양은 속이 비었을 때 아픈 것인데 그 통증이 가라앉았기 때문에 확실히 하기 위해 위내시경 검사를 해보았다. 그런데 위 속에 검은 반점이 있어서 의사도 이상하게 여겼으나 검사를 해보니 마늘진액이었다. 위 속 궤양 부분에 마늘진액이 딱 달라붙어서 막을 형성하고 있다가 상처가 나으면 자연히 떨어진다는 것이다.

그런데 마늘진액이 위뿐만 아니라 외부 상처에도 똑같이 잘 듣는다는 것을 알게 되었다. 나는 부품공장을 하고 있는데 6개월 전에 실수로 200℃나 되는 철봉을 잡아버렸다. 손을 놓았을 때는 너무 늦어서 피부가 벗겨지는 큰 화상을 입었다. 당장 물에 담그고 마늘진액을 뒤집어씌우듯 바른 뒤 그 위에 거즈를 감아놓았다. 다음 날 거즈를 교환하려고 벗겼더니 좋아진 부분은 뚝뚝 떨어지고 심한 곳은 마늘진액으로 인해서 검게 된 거즈가 떨어지지 않았다. 떨어지지 않는 부분은 무리하게 떼지 않고 그 위에 한 번 더 마늘진액을 발라놓았더니 4~5일째에는 물집과 흉터가 생기지 않고 깨끗하게 나았다.

나는 마늘진액을 아침식사 전에 티스푼으로 반 정도, 저녁식사 전에는 좀 더 많이 마시고 있다. 낮에는 회사에서도 마시고 출장 때도 가지고 다닌다.

피곤하다고 생각될 때, 감기기운이 있을 때, 한 숟가락 가득히 마시면 곧 낫는다.

마늘술 덕분에 남편의 당뇨병이 좋아졌어요!

– 여성 · 43세 · 음식업

남편은 46세인데 2년 전부터 운전 중 자주 "앞이 잘 보이지 않으니 운전을 좀 바꿔서 하자"고 말했고, 우리는 노안이라고 생각해 안경을 맞추자고 이야기했다. 그러던 차에 건강진단에서 소변에 당이 나온다는 말을 듣고 공복시 혈당을 측정해본 결과 360(60~110mg/*dl*가 정상치)이나 되었다. 그러고 보니 자주 목이 마르다면서 음료수를 마셨고, 수족이 저린다고 하면서 주물러달라고 말하곤 했다. 또 몸을 움직이는 것을 귀찮아하고 밥을 먹으면 곧 누워버렸다. 이것들이 모두 당뇨병 증상이었던 것이다.

우리 부부는 밤에는 술집을, 낮에는 식당을 경영하기 때문에 술을 마시는 일도 많고 불규칙한 식생활을 할 수밖에 없었다. 이런 생활이 18년이나 계속되고 있기 때문에 몸에 무리가 온 것이라고 생각했다. 의사는 "이대로 방치하면 실명의 위험이 있으니 곧 입원하라"고 말했지만 남편은 여러 가지 핑계를 대면서 입원하려 하지 않았다. 그래서 식이요법과 약으로 치료하기로 했지만 역시 남편은 "약은 절대 안 먹어"라는 식이었다.

나는 남편에게 친구에게서 배운 마늘술을 먹이기로 하였다. 술에 마늘을 담근 후 그 술을 마시는 것이다. 1kg의 마늘을 겉껍질을 벗겨서 과일주용 병에 넣고 얼음사탕 1kg과 식초를 잠길 만큼 넣어서 1개월을 두면 마실 수 있게 된다. 이것을 하루 세 번 식후에 작은 잔에 한 잔씩 거르지 않고 먹게 했다. 그리고 칼로리를 조절한 식이요법도 지키고 술과 주스도 절제한 결과, 3개월 후에 효과가 확실하게 나타났다.

우선 170cm, 85kg이던 체중이 68kg까지 떨어졌고, 지금은 71kg 전후의 체중을 유지하고 있다. 허리도 100cm 가까이 되던 것이 82cm까지 줄었다. 몸이 가벼워졌기 때문인지 그때까지는 그렇게 누워만 있던 남편이 적극적으로 강아지 산책 등을 하러 가고 몸을 움직이게 되었다. 식이요법, 운동요법 그리고 마늘술이 함께 작용해 순식간에 당뇨병이 개선된 것이다.

마늘술이 남편의 건강개선에 많은 도움이 되었지만 남편의 노력 또한 눈물겨웠다. 육류와 짠 음식을 매우 좋아했으나 피하고 채식 위주의 식사를 하였고, 싱거운 맛에 익숙해지기 위해 가족들보다 싱겁게 먹으려 하였다. 살도 빠지고 몸도 좋아진 후로는 물도 많이 마시지 않게 되었으며, 수족의 저림과 눈이 침침한 증상도 좋아지고 혈당치도 110mg/*dl*까지 떨어졌다. 여전히 밤낮으로 일하는 힘든 생활이지만 마늘술로 피로를 이겨내고 있다. 마늘술에 넣은 마늘은 다른 요리에 활용하여 가족 모두의 건강 공급원으로 맛있게 먹고 있다.

마늘과 소금뜸을 했더니 위하수가 완전히 나아서 건강해졌어요

– 여성 · 37세 · 주부

2년 전부터 갑자기 야위기 시작해서 걱정스러워 작년 2월경 병원에 갔더니 검사결과 위하수로 진단받았다. 매우 쇠약해 있었기 때문에 2개월 정도 치료를 받았지만 조금도 호전되지 않았다. 친정어머니와 의논했더니 마늘과 소금뜸요법이란 것이 있다 하시며 시험 삼아 해보기를 권하셨다. 매일 기상 때와 취침 전에 뜸을 뜨기로 하고 10일 정도를 계속하자 매우 기분 좋은 트림이 나왔다.

뜸뜨는 방법은 아주 간단해서 처음 하는 사람도 금방 할 수 있다. 우선 신문지를 사방 10cm 크기로 몇 장 잘라놓는다. 그중 한 장에 소금을 엷게 펴고 그 위에 갈아서 즙을 낸 마늘을 3mm 정도의 두께로 놓는다. 그 위에 탁구공 크기로 둥글게 만든 쑥덩어리를 놓고 불을 붙인다. 처음에는 기분 좋은 정도의 온도지만 차츰 익힌 마늘즙이 스며 나와 뜨겁게 되기 때문에 준비해둔 신문지를 아래로 계속 겹쳐 깔아서 열기를 막는다. 뜸을 뜨고 있는 동안은 배 속에서 꾸르륵꾸르륵 소리가 나는데 괴로운 기분도 없고 상쾌하다.

1개월 정도 계속한 후 그만두었는데 의사도 이렇게 빨리 좋아진 것을 불가사의하게 여겼다. 그 후로는 살도 쪄서 체중이 7kg이나 늘고 건강체가 되었다. 직접 피부를 태우지 않는 뜸으로 상처가 남을 일도 없기 때문에 이 방법을 권한다.

마늘이 든 크림을 사용했더니
4개월 만에 기미가 사라지고 피부에 윤기가!

– 남성 · 65세 · 자영업

오른쪽 눈 밑에 거무스름한 기미가 생기고 있다는 것을 알게 된 것은 지금부터 12~13년 전이다. 나이와 함께 기미 색도 진해지는 듯하고 집사람에게 "기미 때문에 인상이 나빠진 것 같다"는 말을 들어 남자지만 걱정이 되어 견딜 수 없었다.

마늘이 든 크림을 알게 된 것은 4년 전이다. 기미제거에 효과가 있다는 광고문구에 끌려 시험 삼아 사용해보기로 했다. 하지만 기대는 하지 않았다. 그때까지 '기미가 없어진다'는 말에 끌려 꽤 여러 곳에 가보았지만 "노화로 인한 기미는 없어지지 않는다"며 한마디로 퇴짜를 맞았기 때문이다.

그런데 마늘 화장품을 바르기 시작한 지 3개월이 지나자 스스로도 확실히 알 수 있을 만큼 기미가 엷어졌다. 하지만 그때는 율무가루가 기미에 좋다고 해서 5년째 계속해서 마시고 있었기 때문에 율무가 효과가 있는 것인지 마늘이 효과가 있는 것인지 잘 몰랐다.

그 후 1개월이 지나자 기미는 거의 보이지 않을 정도로 없어졌다. 지금도 마늘 화장품을 매일 사용하고 있고, 나이에 비해 피부에 윤기가 있다는 말을 듣는다. 남자라도 젊게 보이면 기분 좋지 않은가.

내 피부 트러블도, 딸의 여드름도 마늘 화장품으로 깨끗하게

– 여성 · 43세 · 독서실 경영

좀처럼 낫지 않고 해마다 퍼져가는 기미 등의 피부 트러블이 걱정되어 오랫동안 고민하고 있었다. 여러 가지 미용법을 시도해보았지만 모두 기대에 어긋났기 때문에 마늘이 든 화장품을 알았을 때도 좋아지지 않으면 그만이라는 생각이었다.

그러나 마늘이 든 화장품을 사용하기 시작한 지 4개월째에 나 자신도 확실히 기미가 없어져가는 것을 알 수 있었다. 여드름도 나았는데 그 효과가 상당히 빠르게 나타나 놀랐다. 그 무렵 얼굴 전체에 생긴 여드름으로 고민하던 17세 딸도 함께 사용하기 시작해 깨끗하게 나았다. 지금은 모녀가 마늘이 든 화장품을 손에서 놓을 수 없게 되었다.

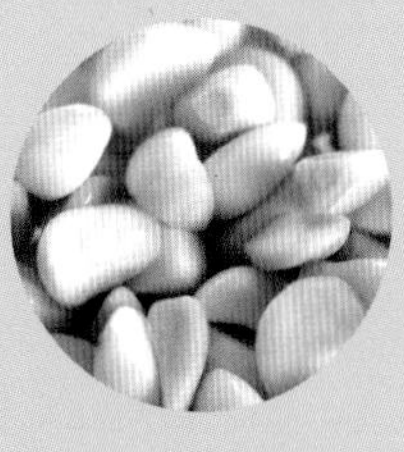

4장

건강을 부르는 마늘 요리

돼지고기 · 채소 · 마늘볶음 | 돼지고기 마늘소스 냉샤브샤브 | 닭과 간(肝) 마늘 스튜 | 새우 · 마늘 볶음 | 고등어 튀김 | 허브 포크 스테이크 | 마늘 바지락 볶음 | 문어 마리네 | 마늘소스 두부구이 | 튀긴 두부 야채 미소 조림 | 쑥갓 · 부추 샐러드 | 갈릭 스파게티 | 중국식 닭죽 | 마늘볶음밥 | 토마토 · 달걀을 넣은 중국식 수프 | 고기완자 청경채 나베 | 마늘소스와 닭 백숙

돼지고기·채소·마늘볶음

재료

돼지고기 얇게 썬 것 200g, 돼지고기 양념(생강즙 1/2작은술, 청주 1작은술, 간장 · 녹말 2작은술씩), 만가닥버섯 1봉지, 셀러리 1개, 붉은 피망 2개, 청경채 2장, 마늘 6쪽, 식용유 2.5큰술, 두반장 1작은술, 기본 양념(설탕 1작은술, 청주 1큰술, 간장 1.5큰술)

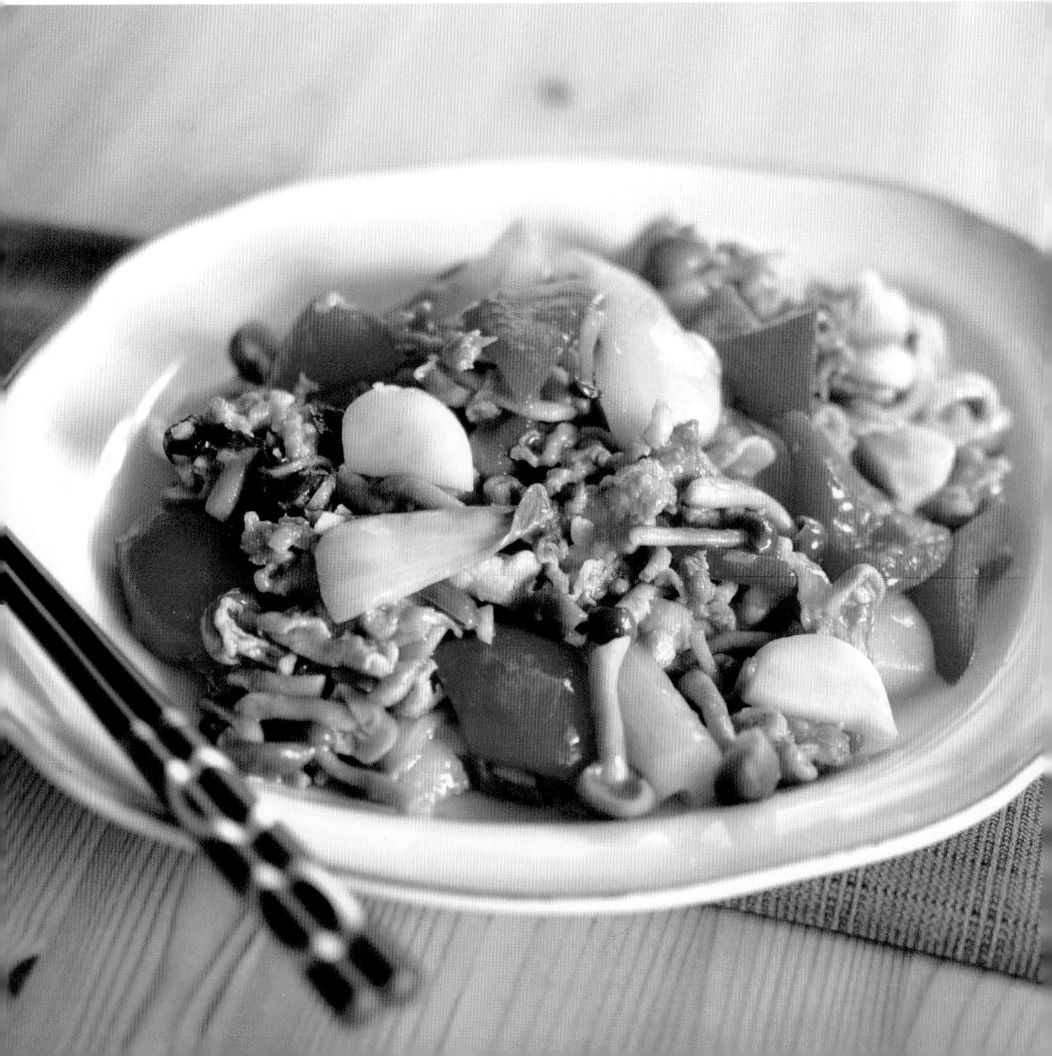

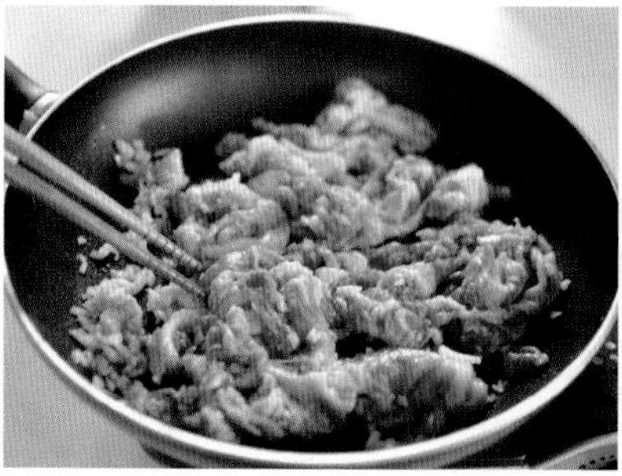

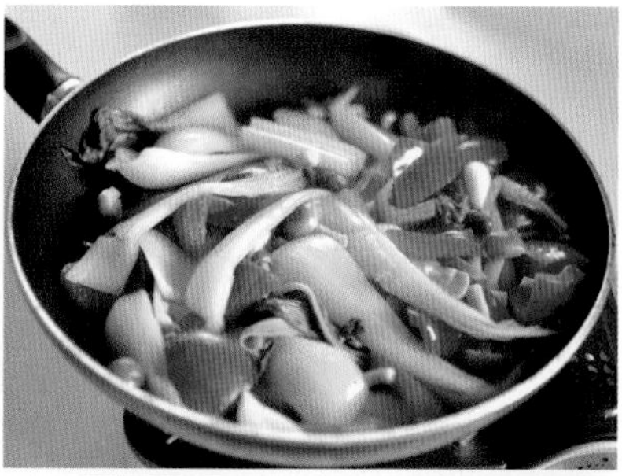

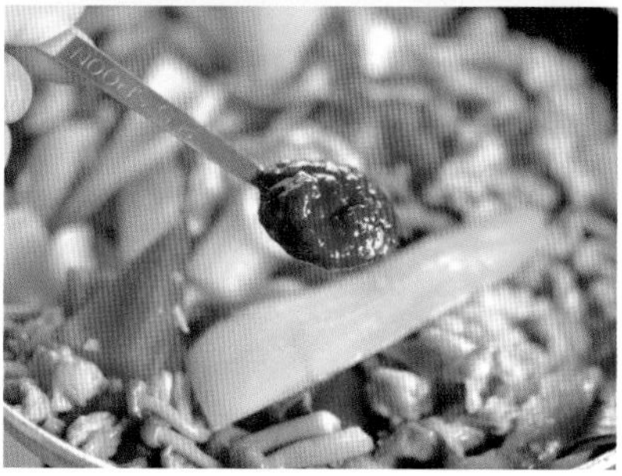

만드는 방법

1 돼지고기는 3cm 너비로 썰어 돼지고기 양념에 버무린다.

2 만가닥버섯은 먹기 좋게, 셀러리는 4cm 정도 크기로 썰고, 피망도 세로로 6등분한다.

3 청경채는 세로로 반으로 가르거나 3등분하여 가로로 2등분 한다.

4 마늘 2쪽을 잘게 다진다.

5 프라이팬에 식용유 1큰술을 넣고 **4**와 **1**의 돼지고기를 넣어 볶는다. 남은 식용유를 더 붓고 마늘 4쪽과 **2**를 넣어 볶다가 다시 돼지고기를 넣고 두반장을 넣어 향기가 날 때까지 볶는다. 마지막으로 **3**과 기본 양념을 넣어 빨리 볶는다.

돼지고기 마늘소스 냉샤브샤브

재료

돼지 삼겹살 얇게 썬 것 150g, 오이 2개, 양상추 2~3장, 마늘 1쪽, 청주 1큰술, 간장 2큰술, 설탕 2작은술, 식초 · 고추기름 적당량

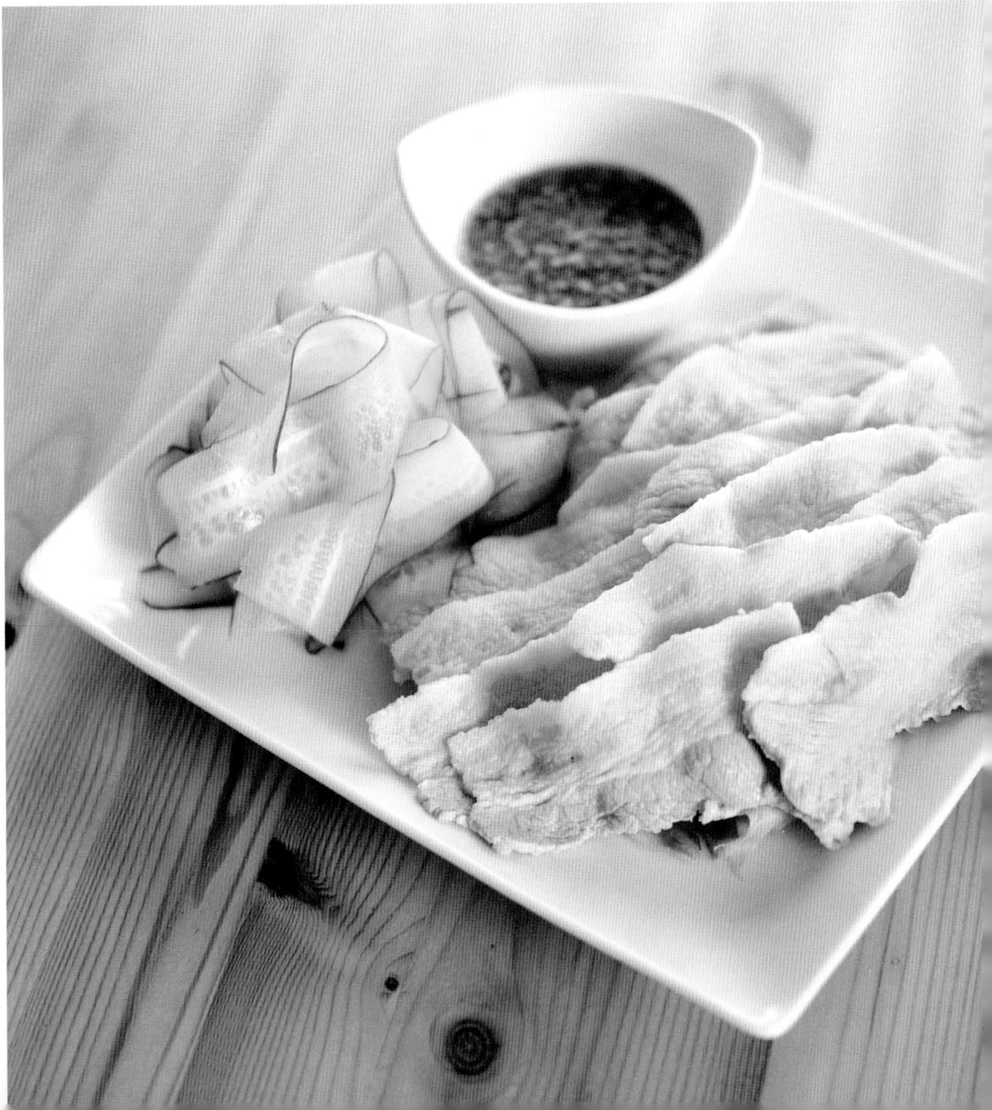

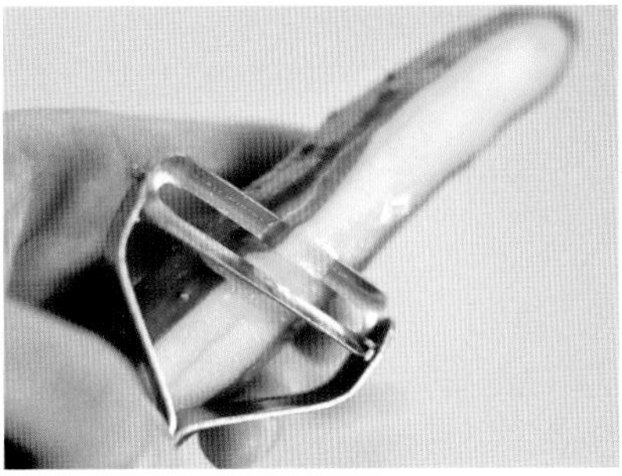

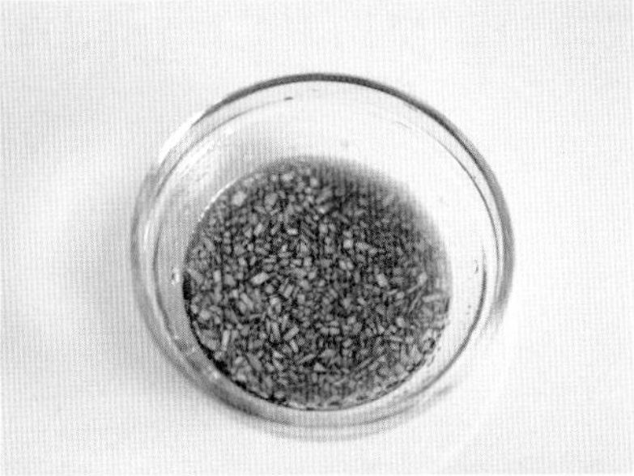

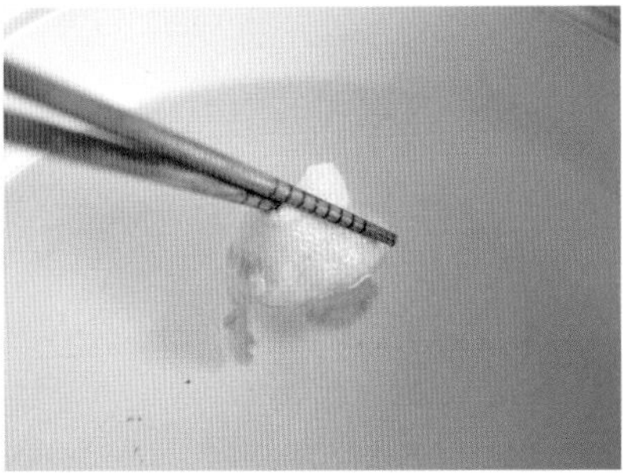

만드는 방법

1 돼지고기를 길이 7cm 정도로 얇게 썰고 청주 1큰술을 넣어 잘 재워둔다.

2 오이는 세로로 얇고 길게 썬다(필러를 사용하면 편리하다).

3 볼에 설탕, 간장, 식초, 고추기름과 다진 마늘을 넣어 마늘소스를 만든다.

4 냄비에 물을 가득 붓고 가열해 물이 끓으면 돼지고기를 한 장씩 넣고 젓가락으로 붙지 않도록 저어가며 재빨리 익혀 소쿠리에 담아서 물기를 뺀다.

5 적당한 크기로 찢은 양상추와 오이를 그릇에 수북히 담고 그 위에 식힌 돼지고기를 놓고 **3**의 마늘소스를 얹는다.

닭과 간(肝) 마늘 스튜

재료

닭봉 3개, 닭간 200g, 베이컨 80g, 마늘 6쪽, 양파 1개, 버섯 100g, 샬롯(미니 양파) 8개, 적포도주 1.5컵, 육수 2컵, 로리에 1장, 타임 약간, 버터 · 후추 · 소금 · 식용유 · 밀가루 조금씩

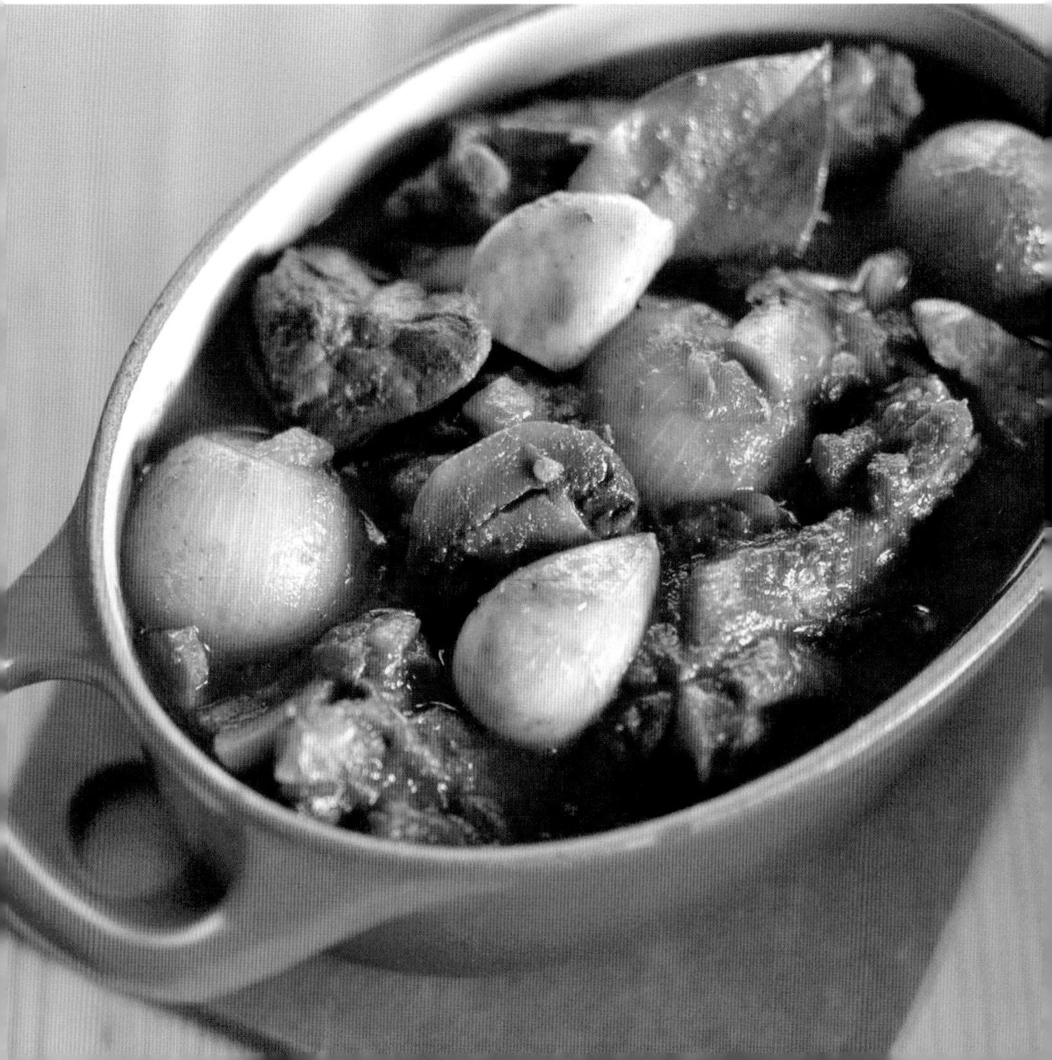

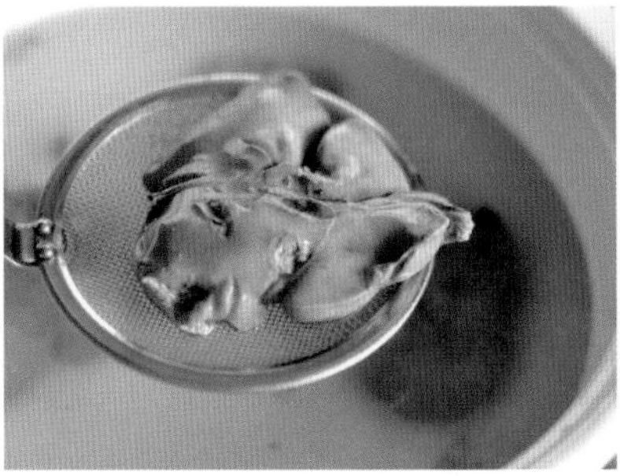
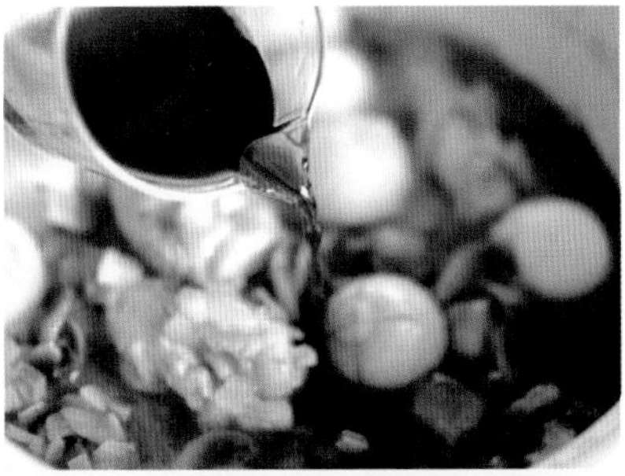
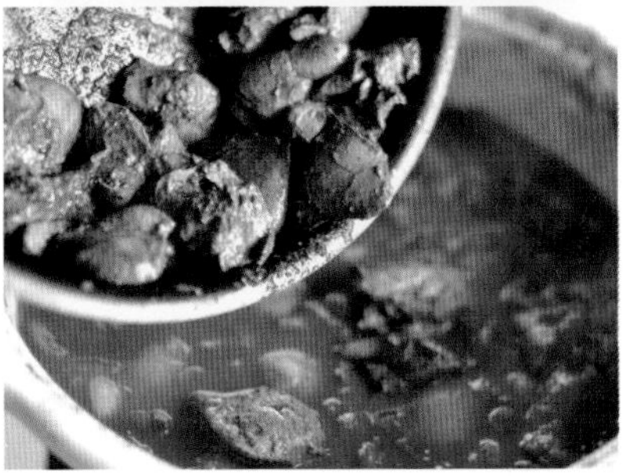

만드는 방법

1 닭봉은 씻어서 크게 토막내서 소금 1작은술과 후추 조금을 넣어 재워둔다.

2 간은 힘줄을 떼어내고 피를 빼서 한입 크기로 잘라 끓는 물에 살짝 데친다.

3 베이컨은 너비 5mm 크기로 얇게 썰어 끓는 물에 살짝 데친다. 양파는 잘게 썰고, 버섯은 세로로 얇게 자른다. 샬롯은 십자(+)로 칼집을 넣는다.

4 프라이팬에 식용유 2큰술을 두른 뒤, **1**에 밀가루를 묻혀서 표면을 살짝 익힌 후 따로 덜어낸다. 덜어낸 프라이팬에 다시 버터 2큰술을 넣고 **3**을 넣어 볶는다. 닭봉을 다시 프라이팬에 넣고 적포도주와 육수 2컵, 로리에 1장을 넣어 끓으면 마늘 6쪽을 넣고 거품을 걷으면서 20분 정도 익힌다.

5 다른 프라이팬에 버터 1큰술을 넣고 **2**를 볶은 뒤 **4**에 넣고 다시 10분 정도 끓인 후 마늘은 건져내어 곱게 뭉갠 다음 다시 넣어 골고루 섞는다. 그릇에 담아 파슬리를 뿌린다.

새우·마늘볶음

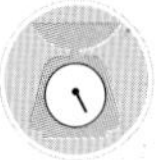

재료

보리새우 400g, 대파 1/2뿌리, 마늘 2~3쪽, 레몬즙 2작은술, 파슬리 조금, 백포도주 2큰술, 샐러드유 3큰술, 소금 · 후추 조금씩

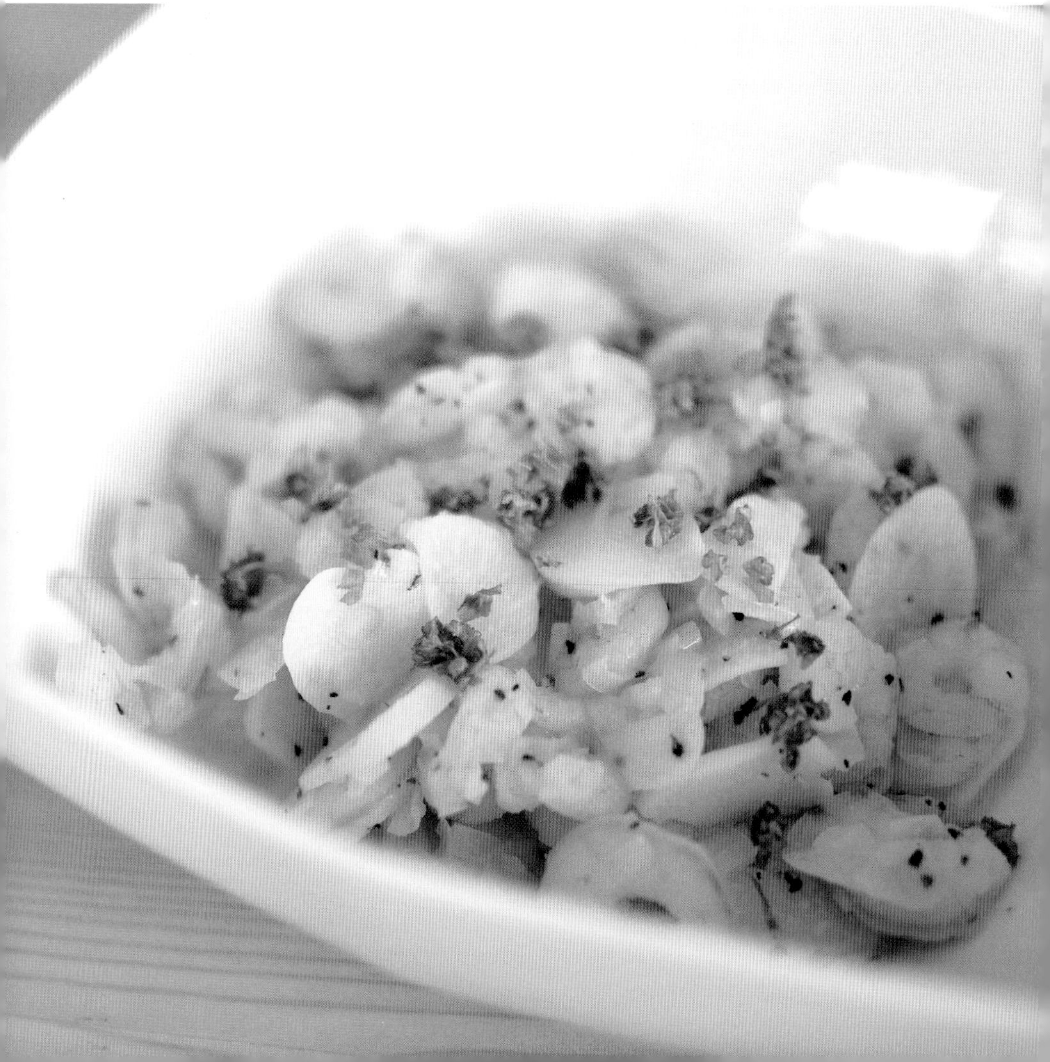

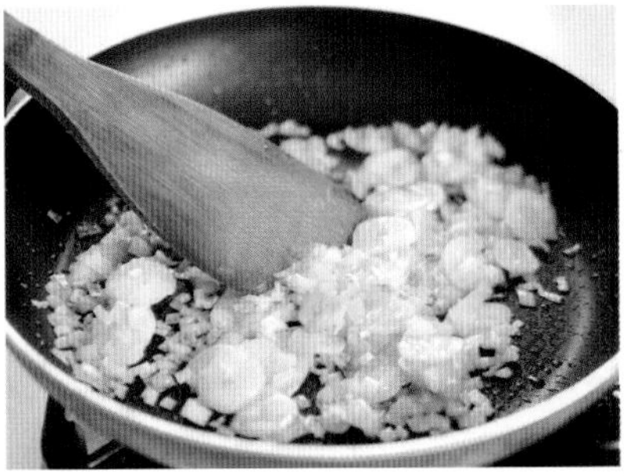

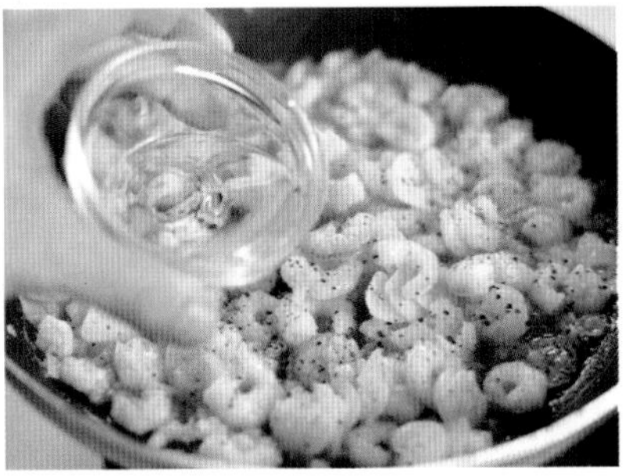

만드는 방법

1 보리새우는 껍질과 꼬리를 떼고 등의 내장을 제거한다. 마늘은 가능한 한 얇게 썰고, 대파는 잘게 다진다.

2 팬에 샐러드유를 넣고 달궈지면 마늘과 대파를 넣어 볶는다. 중불에서 색이 변하지 않게 볶고 마늘이 어느 정도 익으면 물기를 제거한 새우를 넣는다. 불을 강하게 해서 재빨리 같이 볶고, 새우 색이 붉게 되면 백포도주를 둘러 넣는다.

3 센 불로 한 번 끓여 알코올 성분이 날아가고 나면 소금과 후추로 간을 맞추고, 레몬즙과 잘게 썬 파슬리를 뿌려 완성한다.

고등어 튀김

재료

고등어 4토막, 컬러플라워 1/2개, 마늘 1쪽, 밀가루 · 달걀 · 빵가루 · 식용유 · 파슬리 · 소금 · 후추 조금씩, 소스(마요네즈 1/2컵, 다진 마늘 1/2쪽, 레몬즙 1/2큰술, 후추 조금)

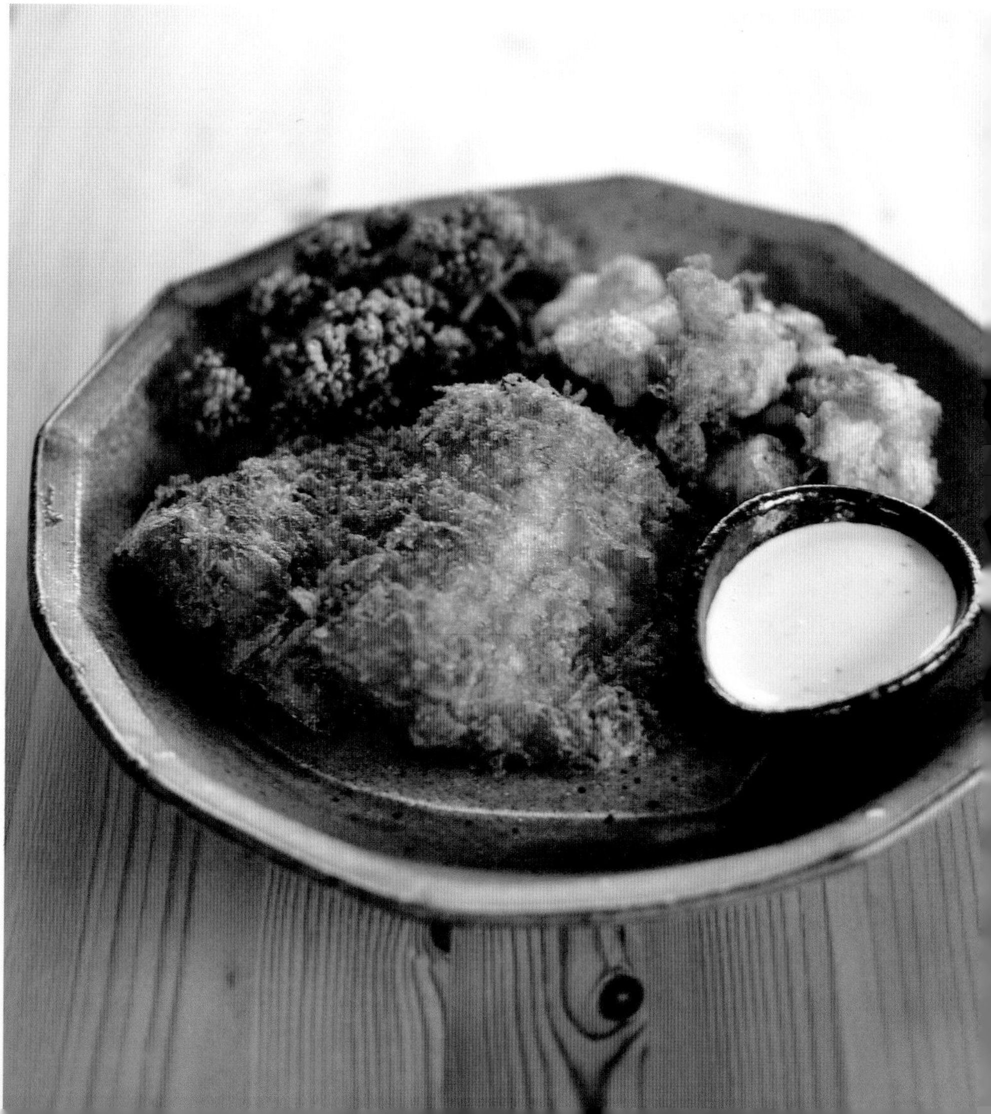

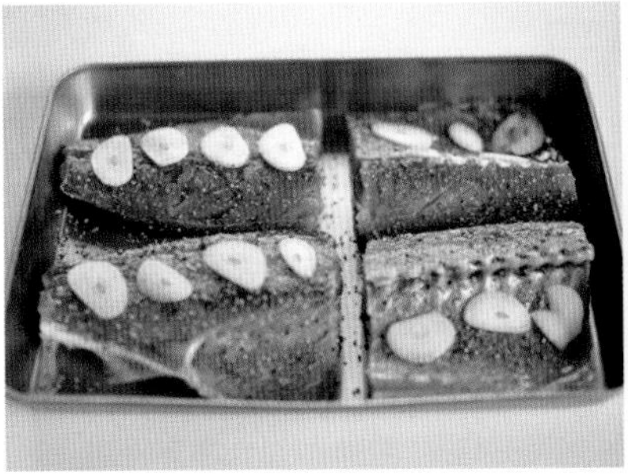

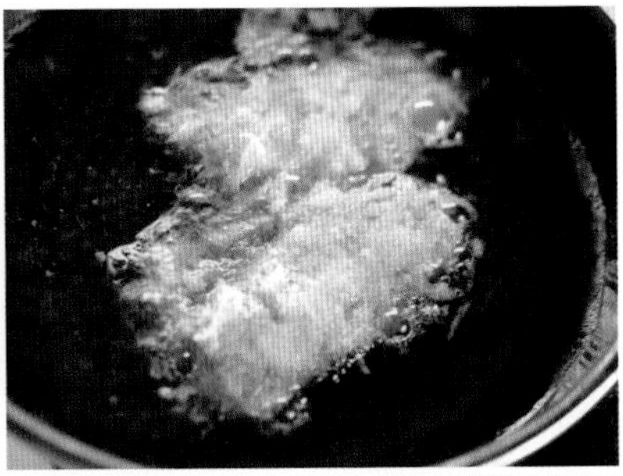

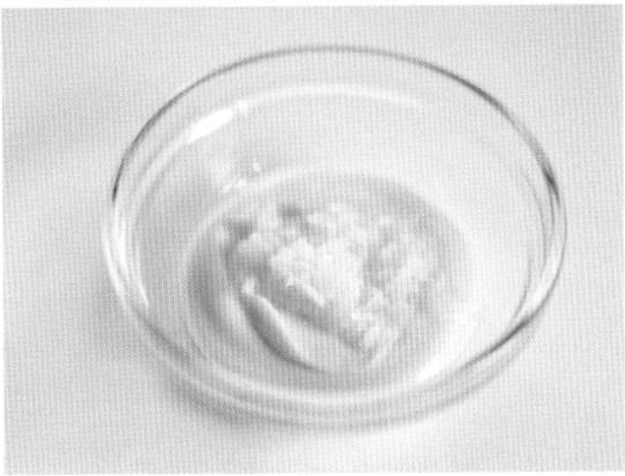

만드는 방법

1 고등어에 소금, 후추를 조금씩 뿌리고 마늘 1쪽을 얇게 썰어 고등어 위에 얹어 재워둔다.

2 컬리플라워는 먹기 좋은 크기로 자른다.

3 얇게 썬 마늘이 떨어지지 않도록 하면서 **1**에 밀가루, 달걀, 빵가루의 순서로 튀김옷을 입힌다. **2**도 같은 방법으로 튀김옷을 입힌다.

4 식용유를 달구어 **3**을 튀긴다.

5 기름을 뺀 후 접시에 담아 파슬리로 장식하고 소스의 재료를 골고루 섞어 함께 곁들인다.

허브 포크 스테이크

재료

돼지고기 로스 400g, 감자 작은 것 8개, 당근 1개, 크레송 1다발, 허브 초마늘절임액(초마늘 8쪽, 초마늘절임액 2큰술, 건조 세이지 1/2작은술, 건조 타임 1작은술), 소금 · 후추 · 버터 약간씩

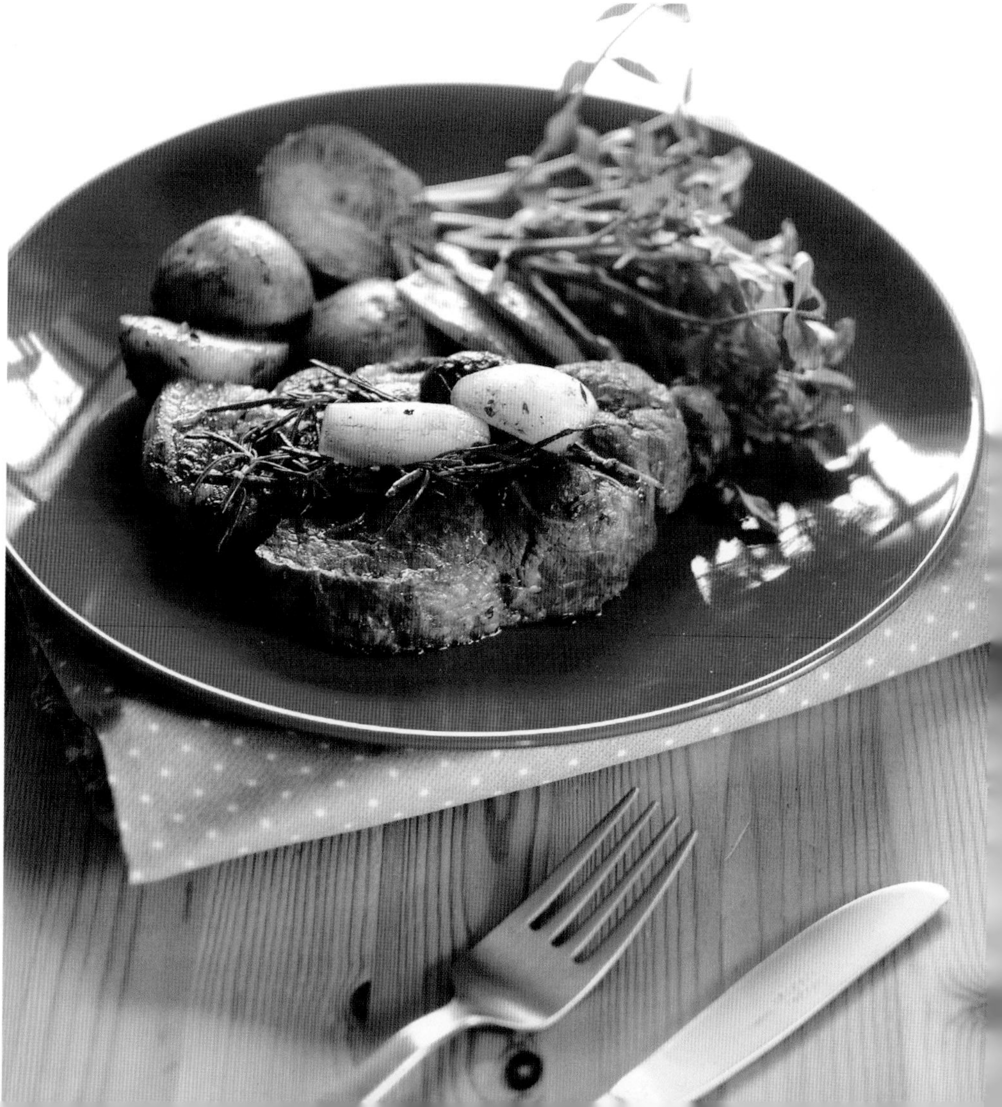

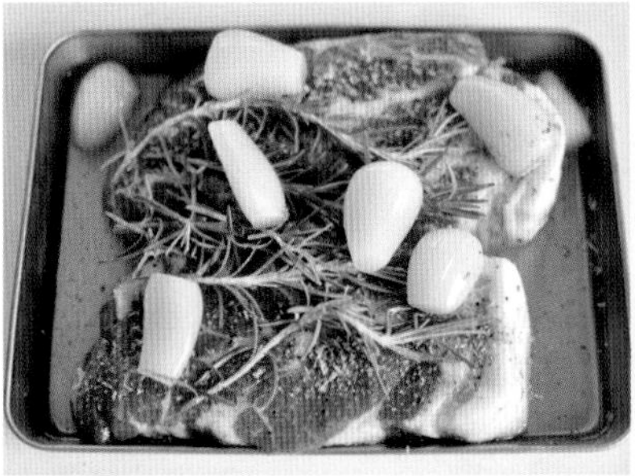
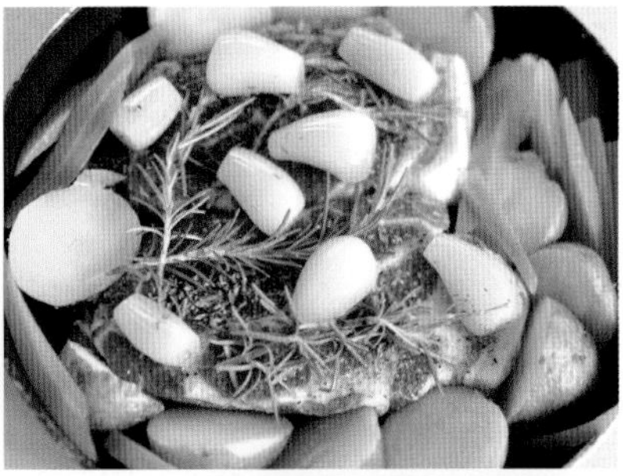
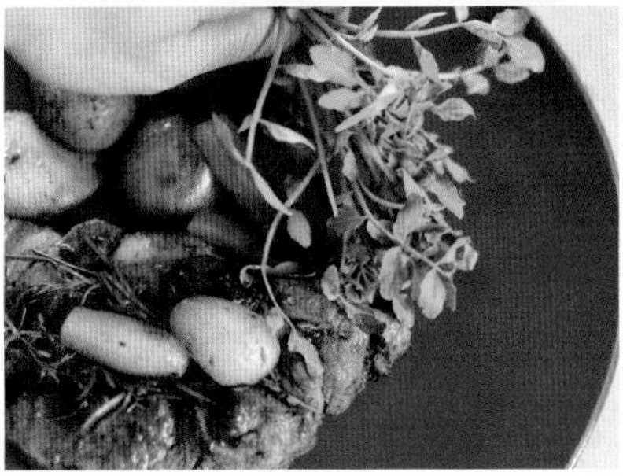

만드는 방법

1 돼지고기는 소금 1작은술과 후추를 뿌린 뒤 허브 초마늘절임액에 담가 1~2시간 두어 밑간이 배게 한다.

2 감자는 껍질째 2등분하여 살짝 삶아둔다. 당근은 길쭉하게 잘라 당근이 잠길 정도의 물에 소금과 버터를 넣고 삶는다.

3 오븐용 철판에 **1**을 올리고 주위에 감자와 당근을 넣어 230℃의 오븐에서 굽는다. 8분이 지나면 200℃로 하여 10~12분간 굽는다.

4 구워진 고기, 감자, 당근을 접시에 보기 좋게 올리고 크레송을 곁들인다.

마늘 바지락 볶음

재료

바지락 큰 것 8컵, 마늘 1쪽, 양파 1/2개, 차조기 조금, 식용유 4큰술, 간장 2큰술, 토마토케첩 2큰술, 소금 · 후추 · 청주 조금씩

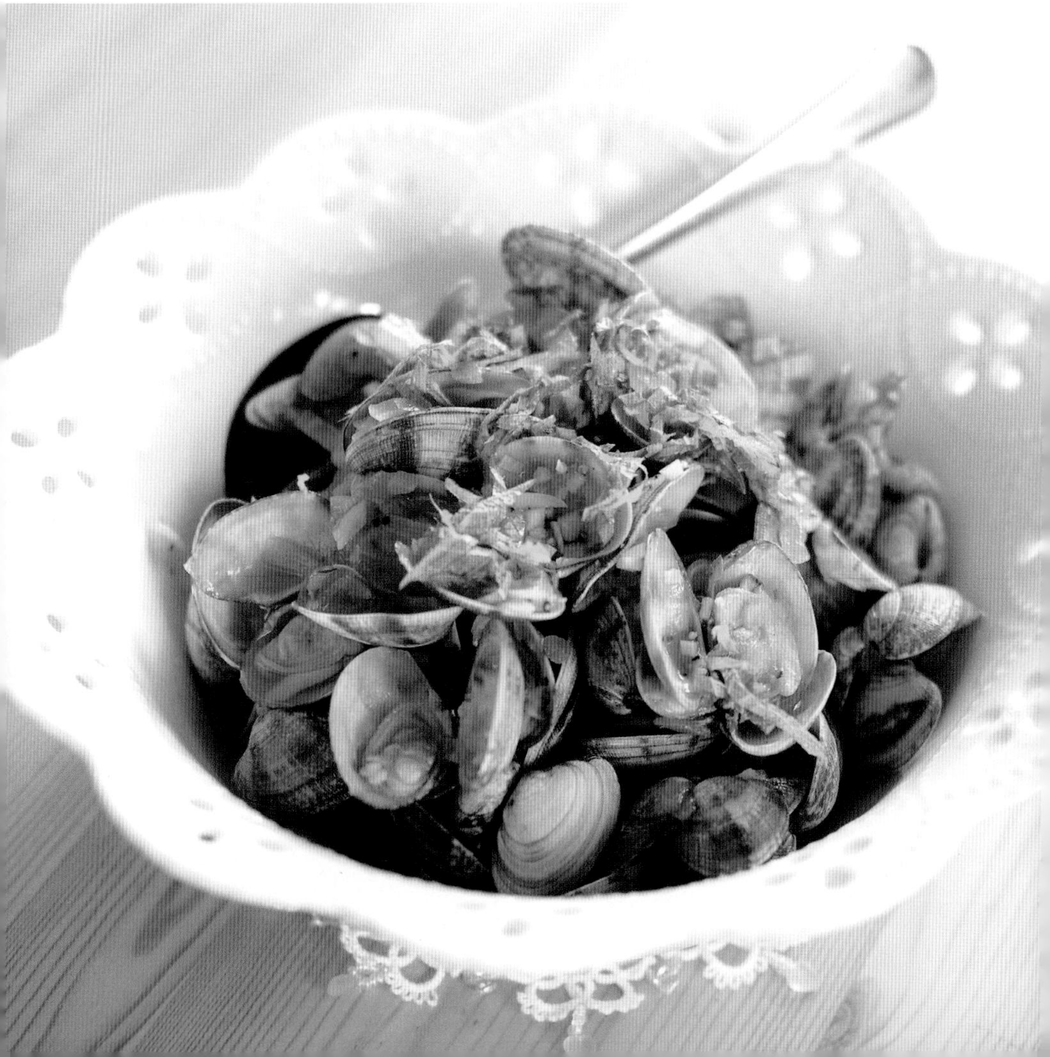

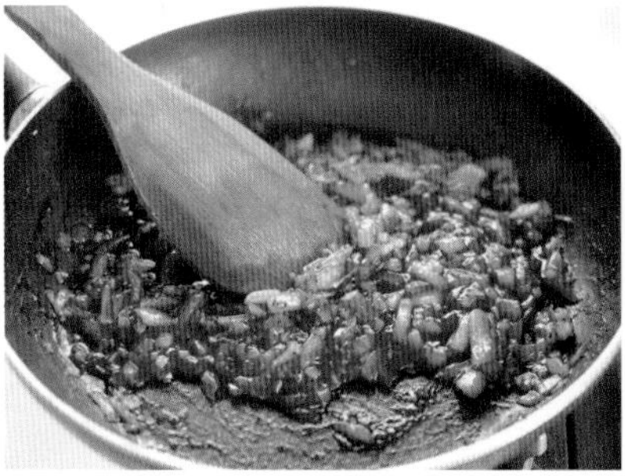
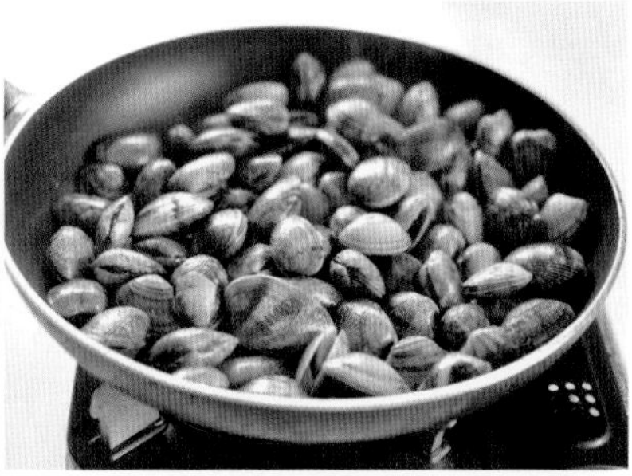
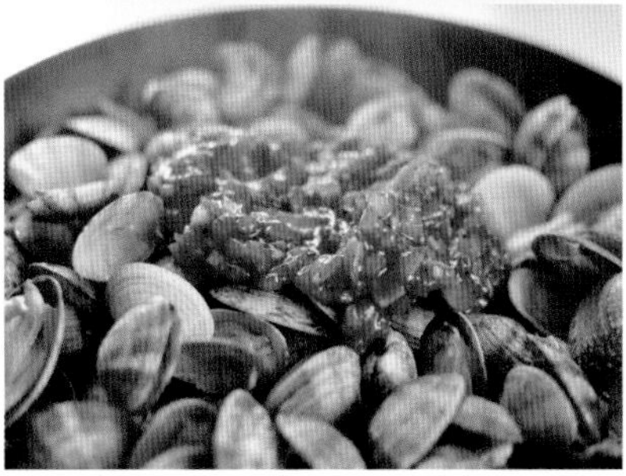

만드는 방법

1 바지락은 소금물에 담가 해감한 후 소쿠리에 담아 물기를 뺀다.

2 마늘, 양파, 차조기는 잘게 썬다.

3 프라이팬에 식용유 2큰술을 두르고 우선 약한 불에서 마늘이 향이 배어나도록 볶는다. 다음에 양파를 넣어 볶은 뒤 간장, 토마토케첩, 후추를 넣어 간을 맞춘 다음 그릇에 옮겨둔다.

4 **3**의 프라이팬을 가볍게 헹구어 불에 올리고 식용유 2큰술을 넣어 달군 뒤 바지락을 넣고 센 불에 재빨리 볶는다. 청주 1큰술을 넣고 바지락의 입이 벌어지면 **3**을 넣고 같이 한 번 더 볶는다.

5 그릇에 옮겨 담고 잘게 썬 차조기를 올린다.

문어 마리네

재료

문어 300g, 초마늘 3쪽, 소금 조금, 셀러리 1/2개, 붉은 피망 1개, 파슬리 잘게 썬 것 조금, 마리네 양념(초마늘절임액 2큰술, 올리브유 3큰술, 와인 비네거 1큰술, 소금 2/3작은술, 후추 조금)

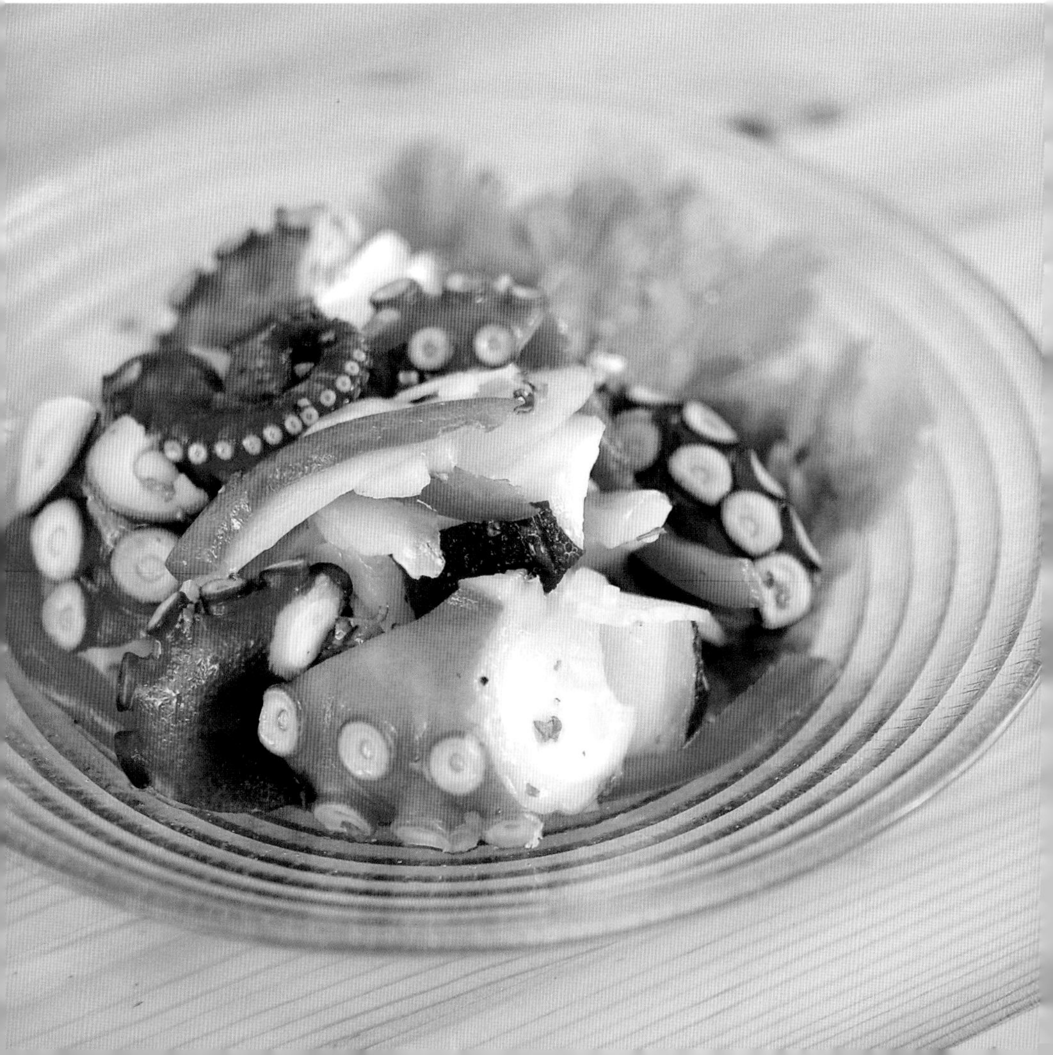

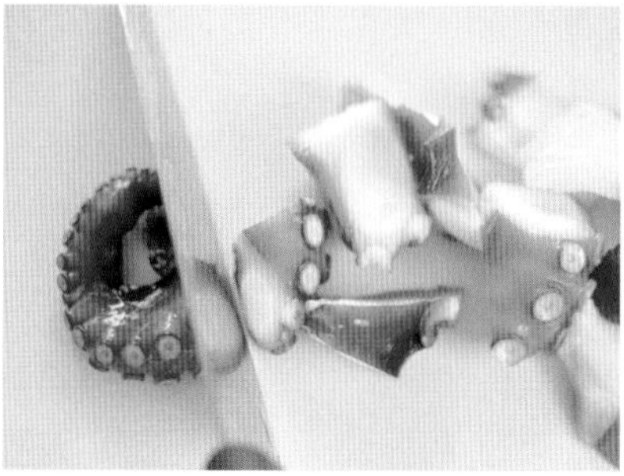
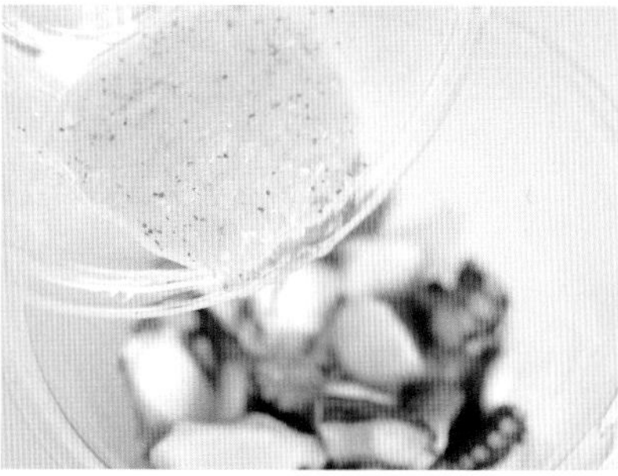
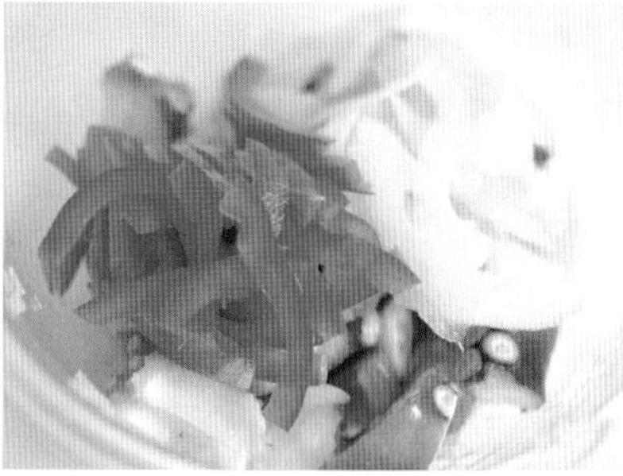

만드는 방법

1 문어는 소금을 넣은 뜨거운 물에 살짝 데쳐 찬물에 담가 식힌 후에 큼직하게 잘라 둔다.

2 초마늘 3쪽을 잘게 썰어 마리네 양념에 넣고 잘 섞는다.

3 **1**에 **2**를 넣어 냉장고에서 30분 정도 재워둔다.

4 셀러리와 붉은 피망을 채썬 뒤 **3**과 함께 접시에 담고, 파슬리 잘게 썬 것을 뿌리고 셀러리 잎을 곁들인다.

마늘소스 두부구이

재료

부침용 두부 1.5모, 양념 1(마늘 1쪽, 대파 10cm, 생강 조금), 양념 2(간장 2.5큰술, 참기름 · 설탕 각 1/2큰술, 고춧가루 조금, 깨소금 1.5큰술), 참기름 · 쪽파 · 소금 조금씩

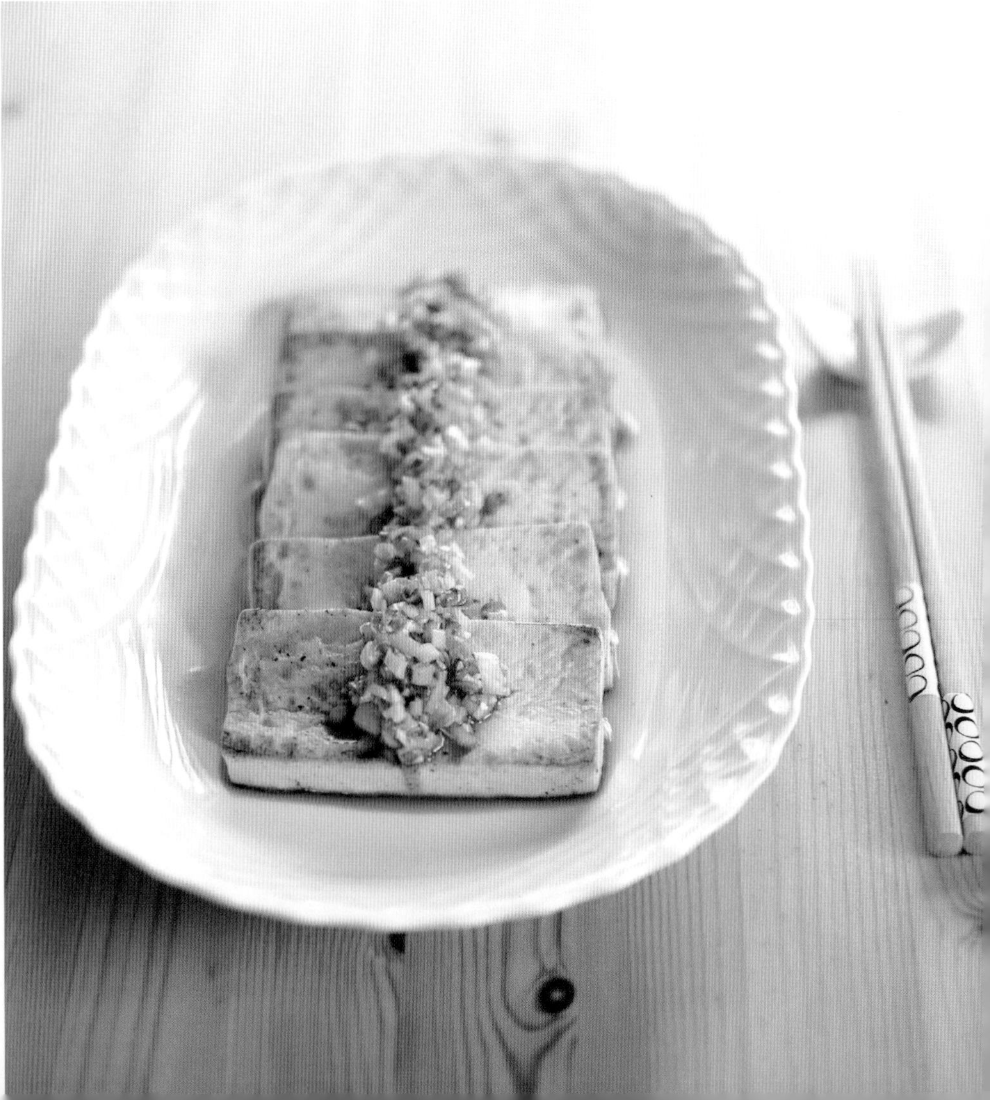

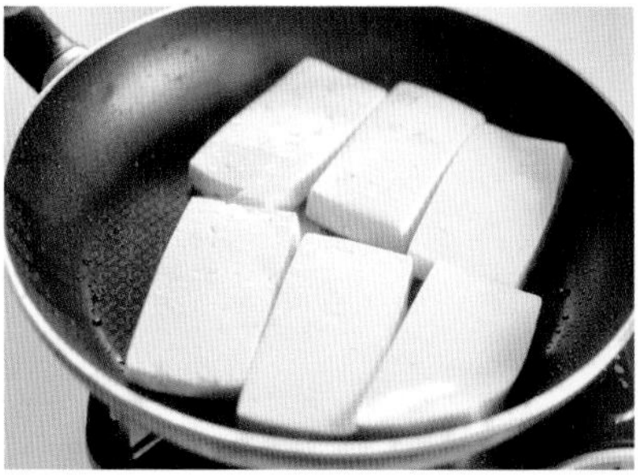
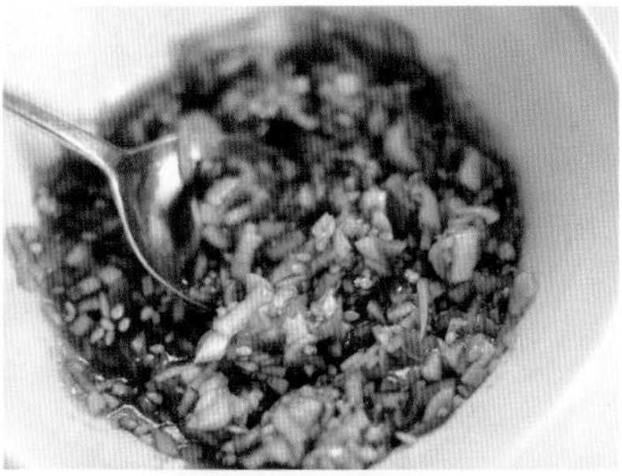
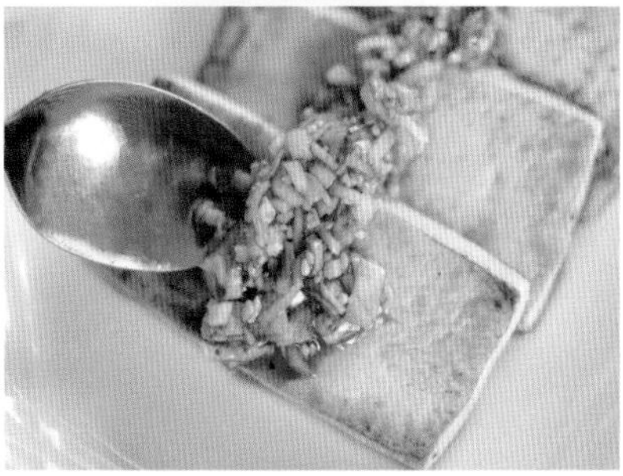

만드는 방법

1 물기를 뺀 두부를 적당한 크기로 썰어 소금 1작은술을 뿌려 팬에 참기름을 두르고 노릇노릇하게 굽는다.

2 양념 1은 잘게 다져서 양념 2와 섞는다.

3 구운 두부를 접시에 담고 **2**를 적당히 얹은 뒤 잘게 썬 쪽파를 뿌린다.

튀긴 두부 야채 미소 조림

재료

부침용 두부 1.5모, 말린 표고버섯 6장, 삶은 죽순 100g, 당근 1개, 양파 1개, 브로콜리 1/2개, 마늘 6쪽, 다진 생강 1작은술, 양념(미소 된장 3큰술, 설탕 1큰술, 청주 2큰술), 물 1컵, 녹말 1큰술, 식용유 적당량

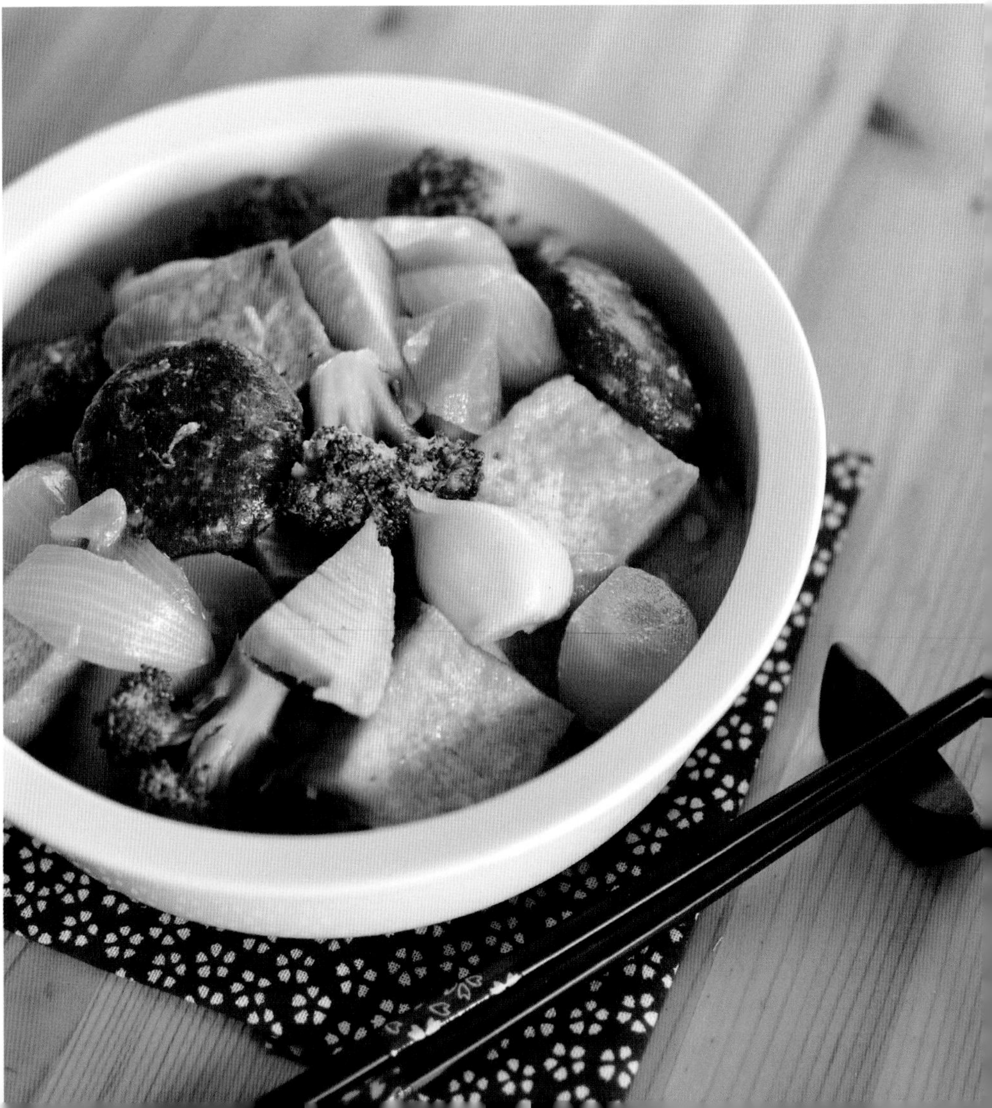

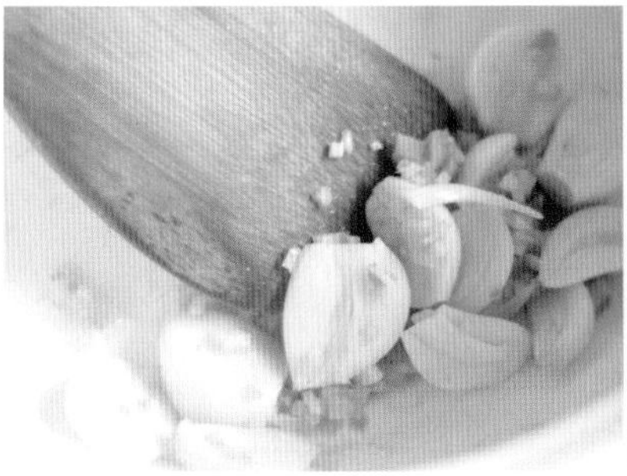
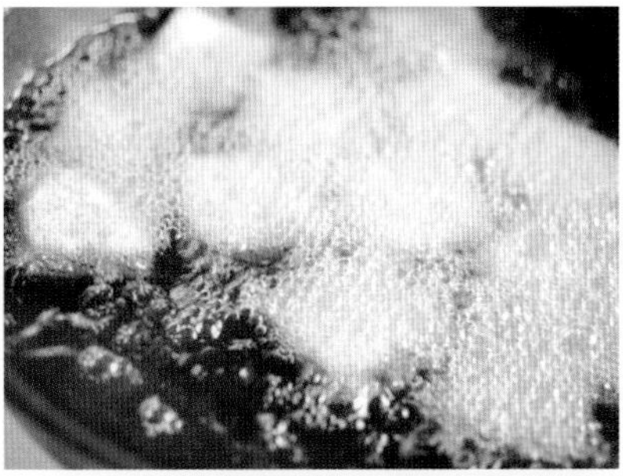
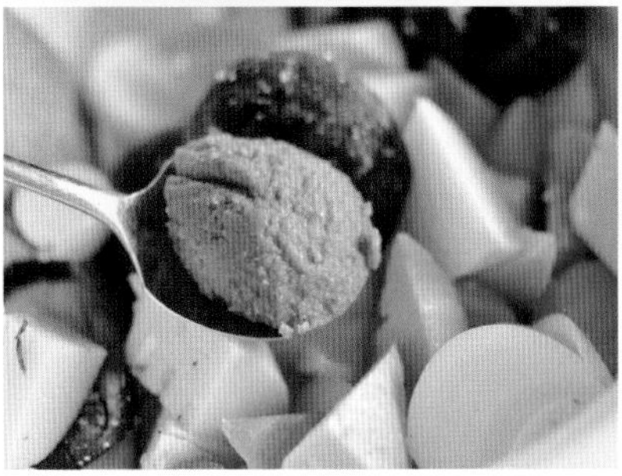

만드는 방법

1 두부는 물기를 빼고 한입 크기로 썰어 기름에 튀겨둔다.

2 표고버섯은 물에 불려 밑동을 떼어 준비하고, 죽순 · 당근 · 양파는 먹기 좋은 크기로 썬다. 브로콜리는 작게 나누어 데친다.

3 팬에 식용유 2큰술을 두르고 마늘과 생강을 볶아 향이 나기 시작하면 **2**를 넣어 볶다가 양념을 넣는다. 물과 **1**을 넣고 4~5분 익힌 뒤 데친 브로콜리를 넣는다.

4 녹말을 물에 풀어서 **3**에 넣고 뭉치지 않게 잘 섞어가면서 농도를 맞춘다.

쑥갓·부추 샐러드

재료

쑥갓 1/2다발, 부추 30g, 쪽파 40g, 무 150g, 양상추 2장, 잣 2작은술, 대파(흰 부분) 1/2개, 실고추 조금, 양념장(마늘 2쪽, 참기름 · 깨소금 1큰술씩, 간장 2큰술, 설탕 1/2큰술, 고춧가루 조금)

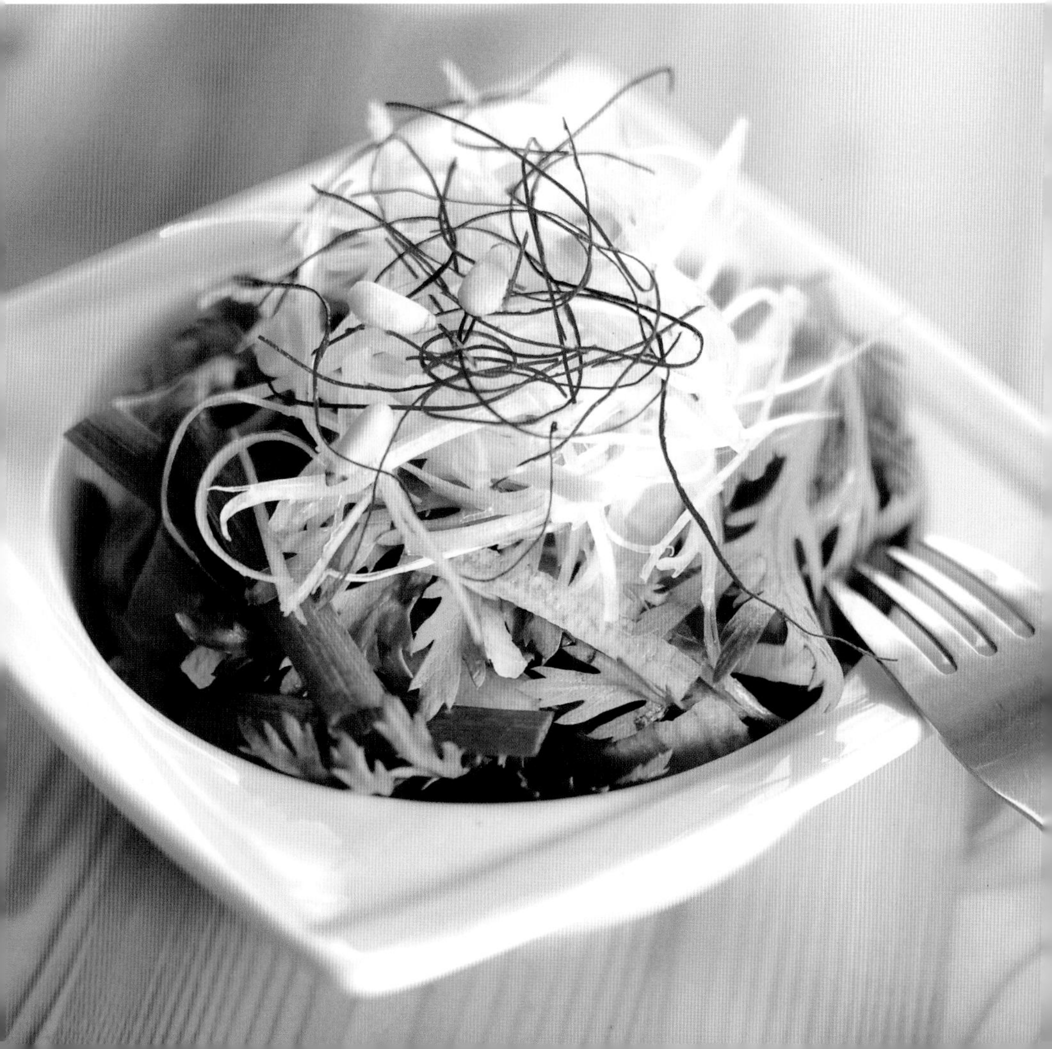

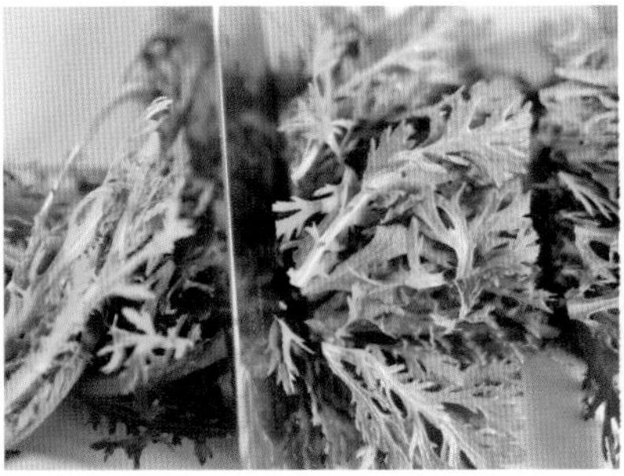

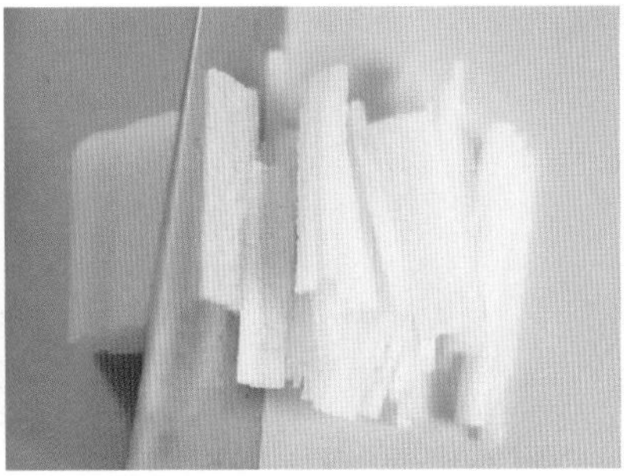

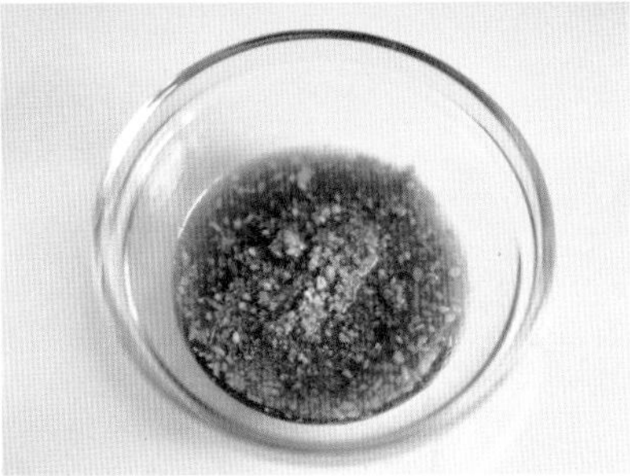

만드는 방법

1 쑥갓은 다듬어 찬물에 담가둔다.

2 부추와 쪽파는 4cm 폭으로 썬다.

3 무와 양상추는 채썰어 찬물에 담가둔다.

4 **1~3**을 물기를 완전히 뺀 뒤 그릇에 담고 잣 2작은술을 뿌린 다음 가늘게 채 썬 대파와 실고추를 풍성하게 얹는다.

5 잘게 다진 마늘, 참기름, 깨소금, 간장, 설탕, 고춧가루로 양념장을 만들어 얹는다.

갈릭 스파게티

재료

스파게티 350g, 마늘 4쪽, 베이컨 6장, 마른 홍고추 2~3개, 올리브유 4큰술, 후추 조금

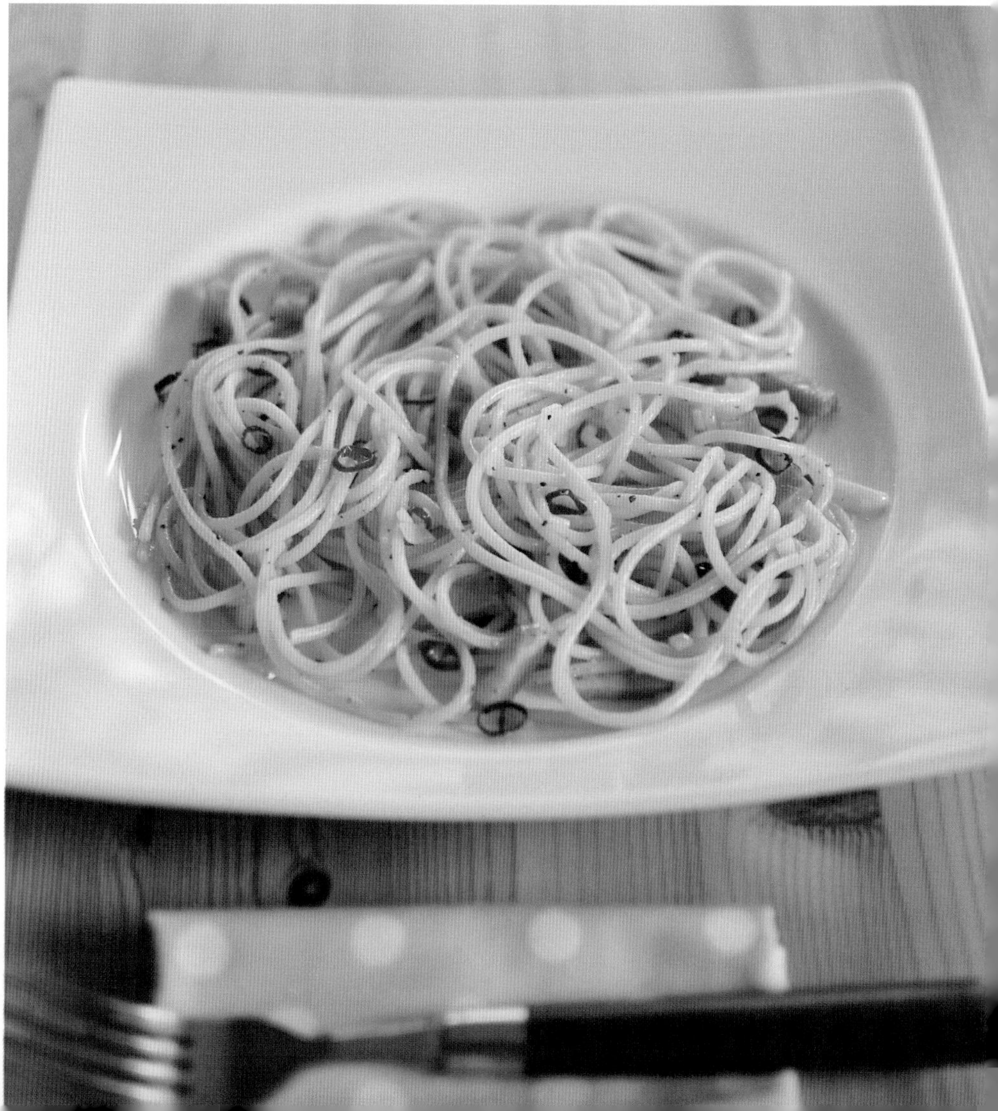

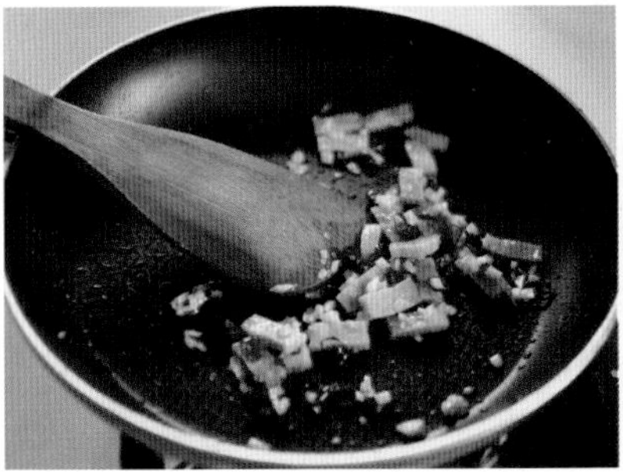

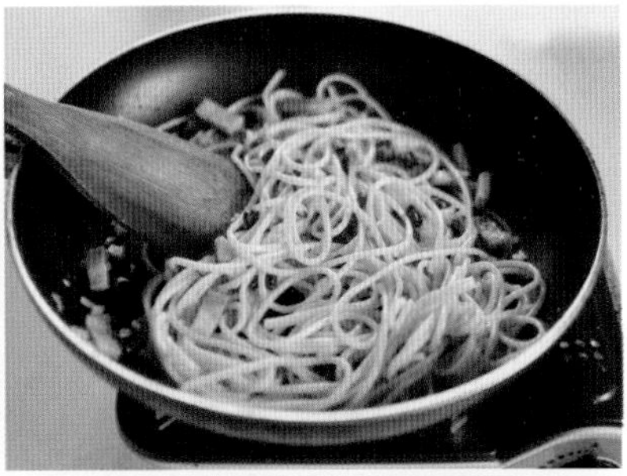

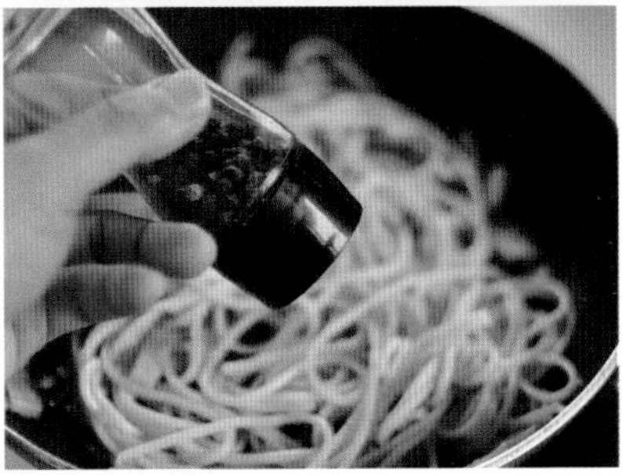

만드는 방법

1 냄비에 물을 넉넉히 붓고 끓기 시작하면 소금을 넣고 스파게티를 삶는다.

2 마늘은 약간 크게 다지고 베이컨은 먹기 좋게 썬다. 마른 홍고추는 씨를 빼고 가로로 얇게 썬다.

3 팬에 올리브유를 두르고 **2**를 볶은 후 삶은 스파게티를 넣어 가볍게 볶는다. 소금 1/2 작은술과 후추로 간을 한다.

중국식 닭죽

재료

닭다리 2개, 쌀 2컵, 마늘 4쪽, 참기름 · 청주 · 국간장 1/2큰술씩, 대파 · 소금 조금씩

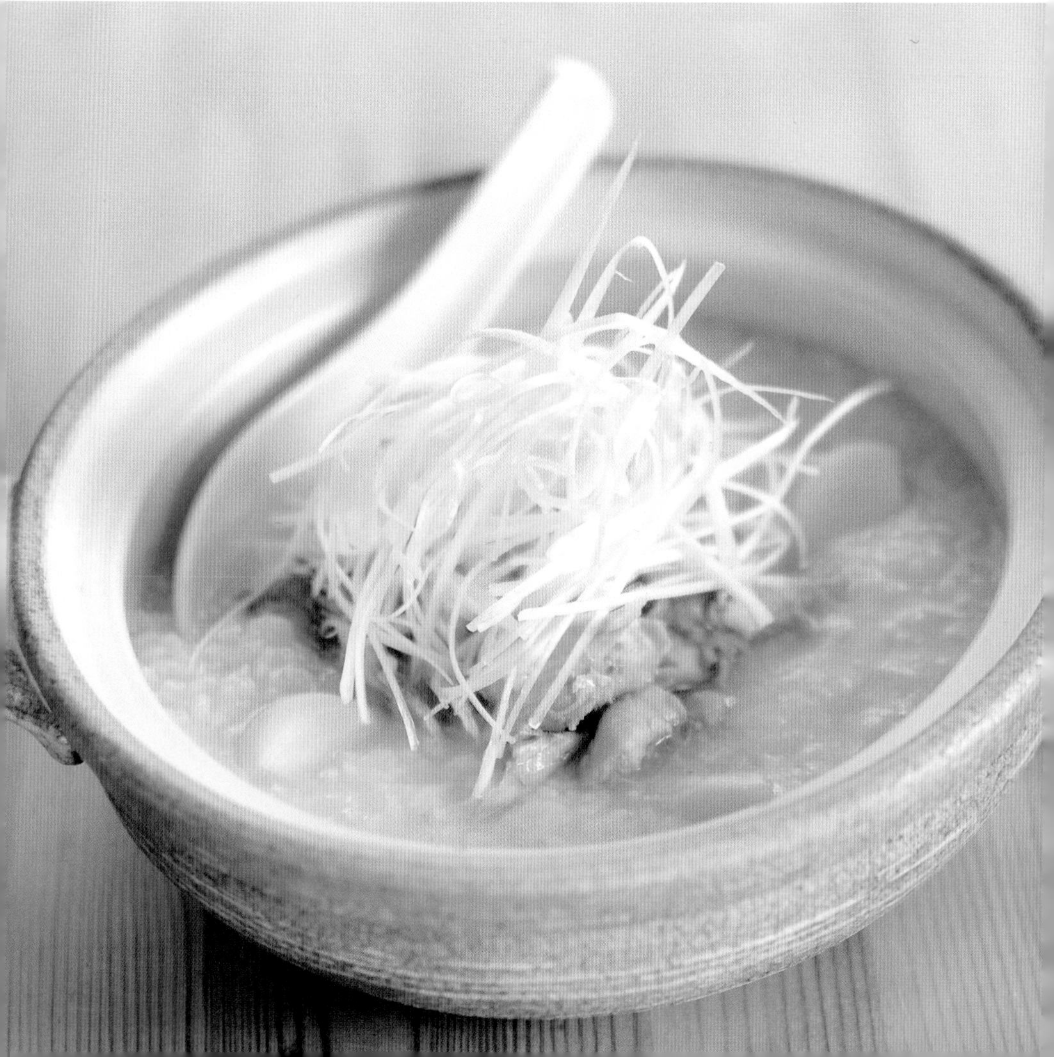

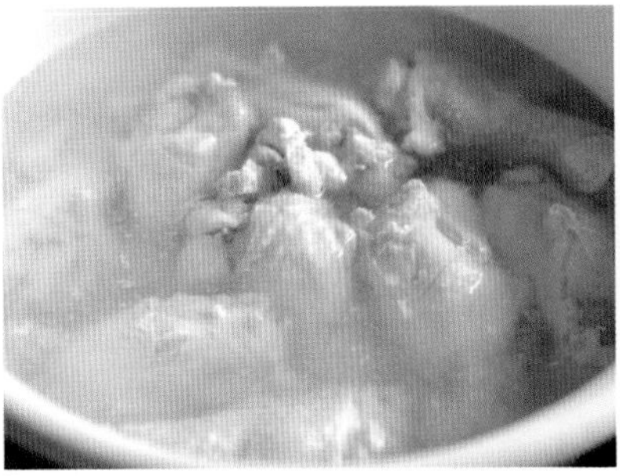
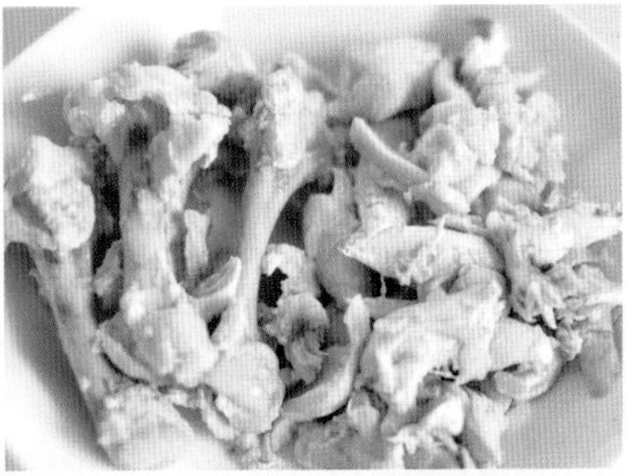
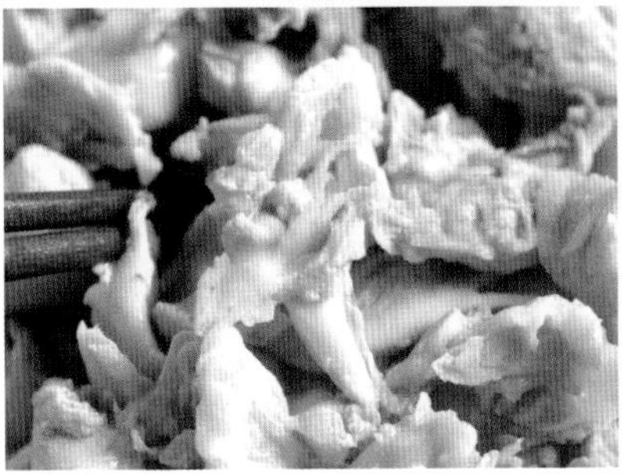

만드는 방법

1 닭다리는 군데군데 칼집을 넣어 끓는 물에 살짝 데친다.

2 쌀은 씻어서 소쿠리에 받쳐둔다.

3 냄비에 물 5컵과 **1**의 닭다리, 마늘을 넣어 끓이면서 거품을 걷어내고 약한 불에 10분간 끓인다.

4 **3**에 쌀과 물 7컵을 넣고 약한 불에서 40~50분 더 끓인다.

5 닭고기가 익으면 꺼내어 껍질을 벗기고 먹기 좋게 찢어 참기름, 청주, 국간장을 넣고 골고루 무친다.

6 끓인 죽은 소금으로 간을 하고 양념한 닭고기와 가늘게 채 썬 대파를 얹는다.

마늘볶음밥

재료

마늘 4쪽, 갓장아찌 100g, 달걀 2개, 식용유 4큰술, 밥 500g, 청주 1큰술, 간장 2작은술, 소금 1/2작은술, 쪽파 · 후추 조금씩

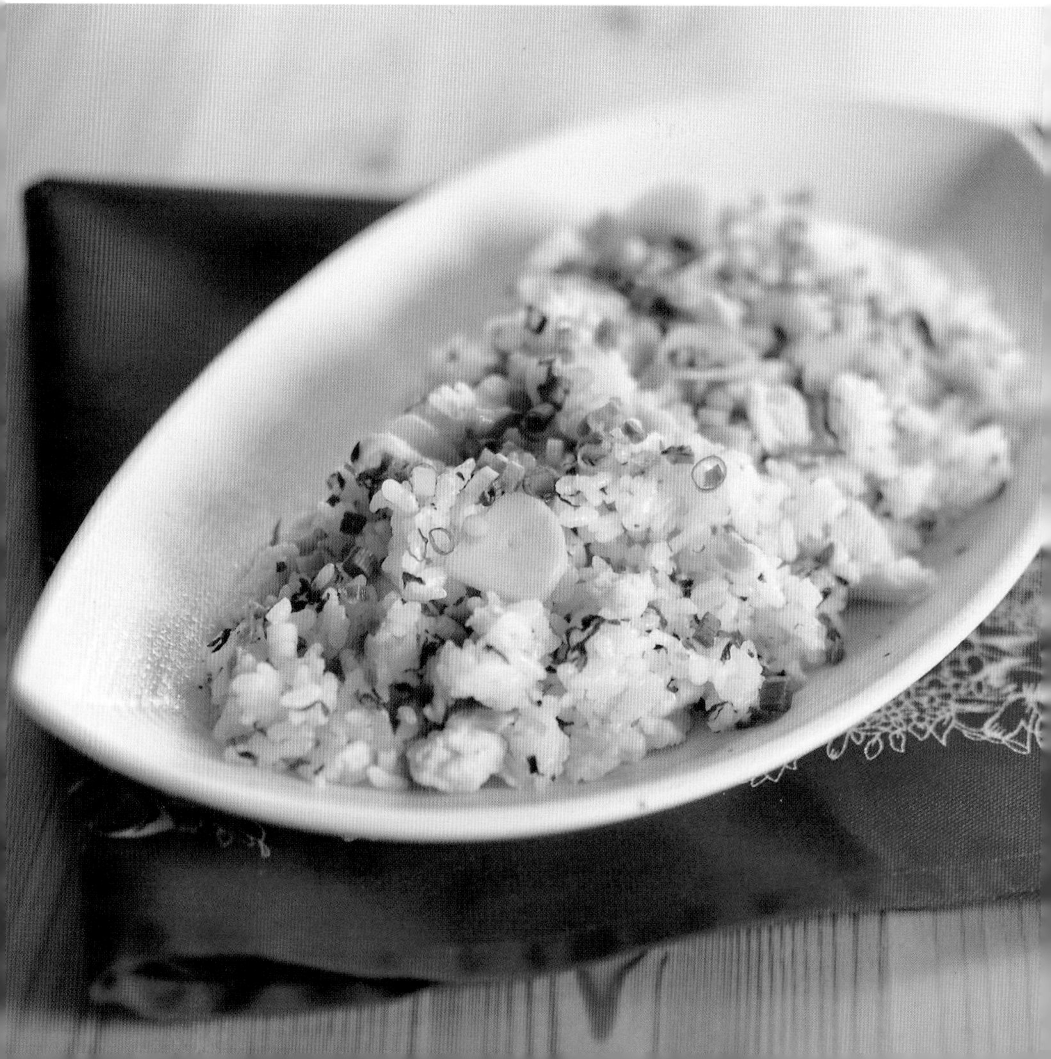

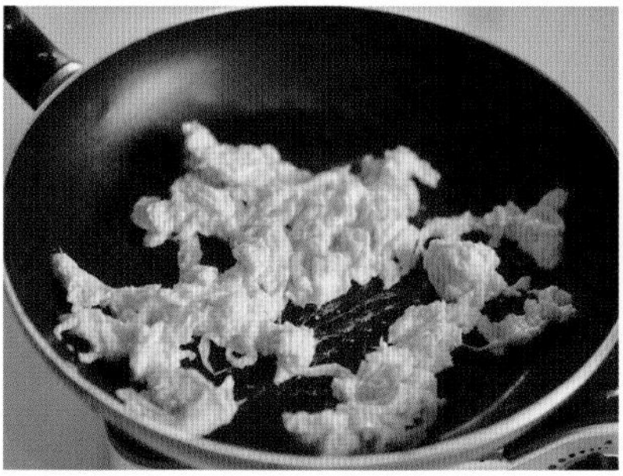

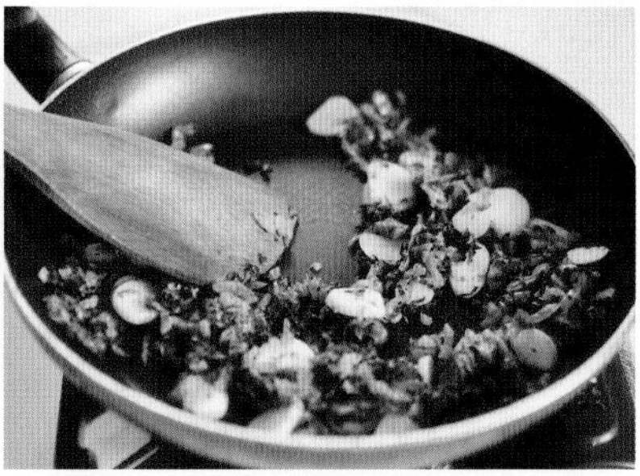

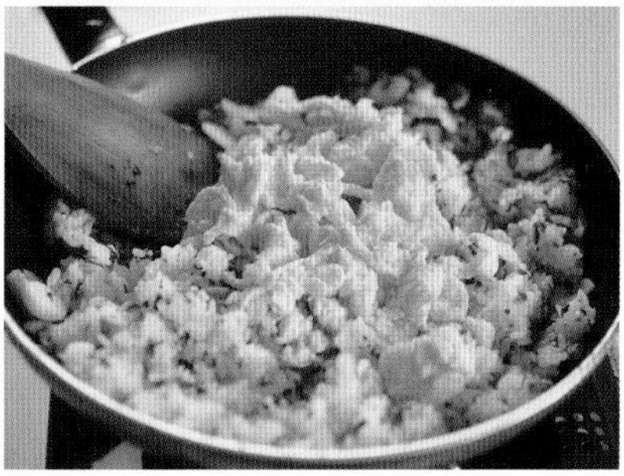

만드는 방법

1 마늘은 가로로 얇게 썬다.

2 갓장아찌는 물에 가볍게 헹구어 물기를 꼭 짠 후 잘게 썬다.

3 달걀은 소금을 넣어 풀어둔다.

4 프라이팬에 식용유 2큰술을 두르고 연기가 나기 시작하면 달걀 푼 것을 넣어 반숙 상태로 스크램블하여 덜어낸다.

5 다시 프라이팬에 식용유 2큰술을 두르고 **1**, **2**를 볶다가 밥을 넣고 볶는다. **4**를 프라이팬에 다시 넣고 골고루 섞어가며 볶다가 청주를 넣고 소금과 간장, 후추로 간을 한다.

6 접시에 풍성하게 담고 잘게 썬 쪽파를 뿌린다.

토마토·달걀을 넣은 중국식 수프

재료

돼지고기 얇게 썬 것 100g, 마늘 2쪽, 목이버섯 3장, 양파 1/2개, 표고버섯 4장, 토마토 1개, 달걀 1개, 육수 5컵, 소금 · 청주 · 녹말 · 간장 · 식용유 · 후추 · 쪽파 조금씩

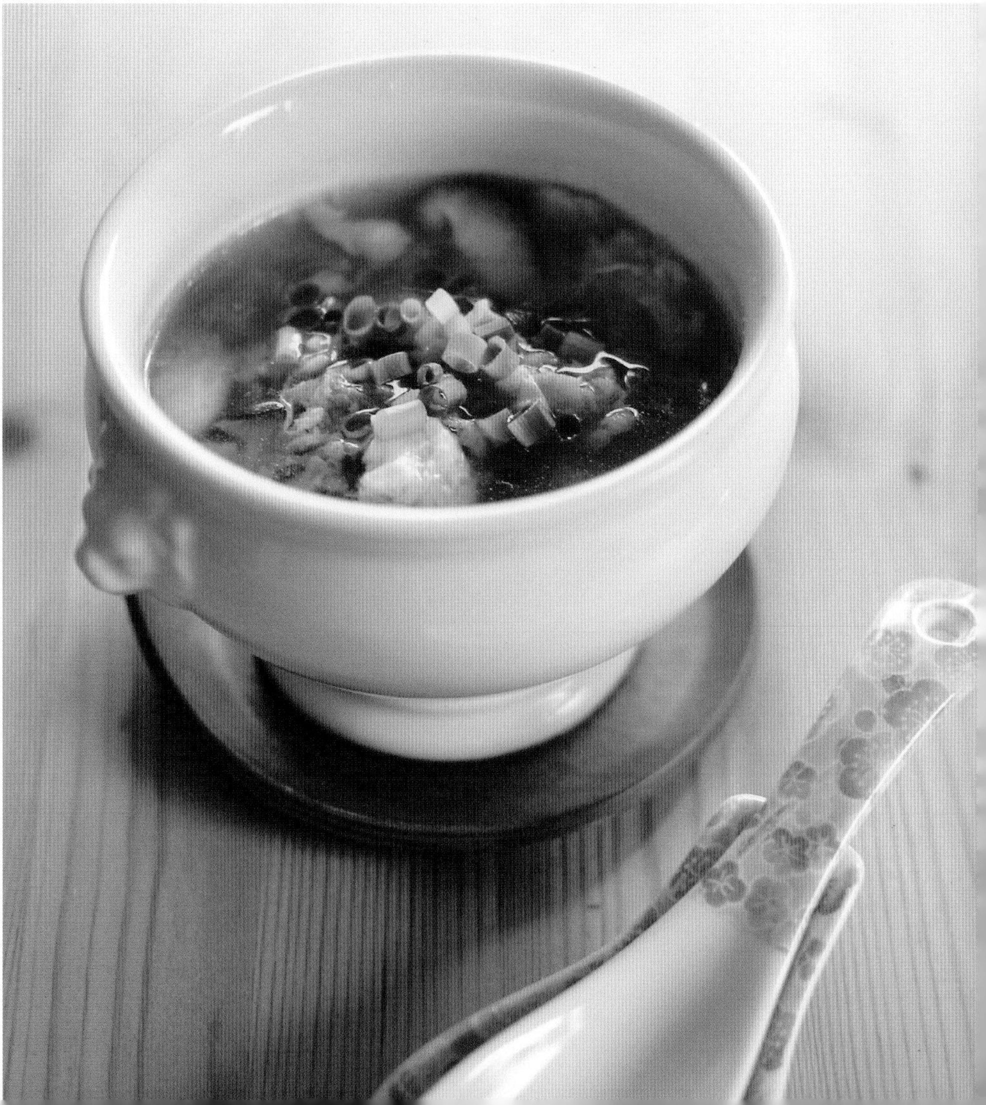

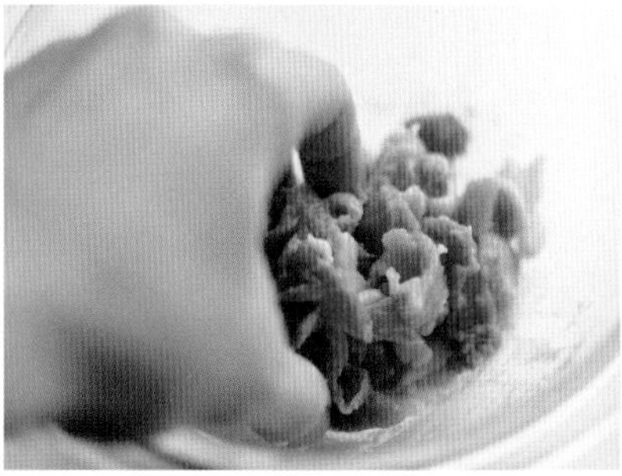

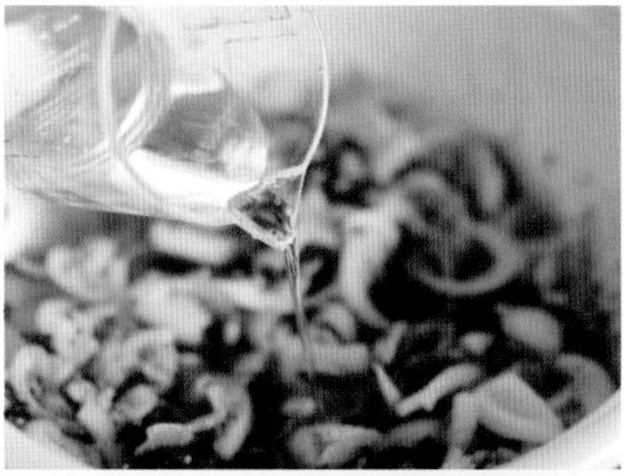

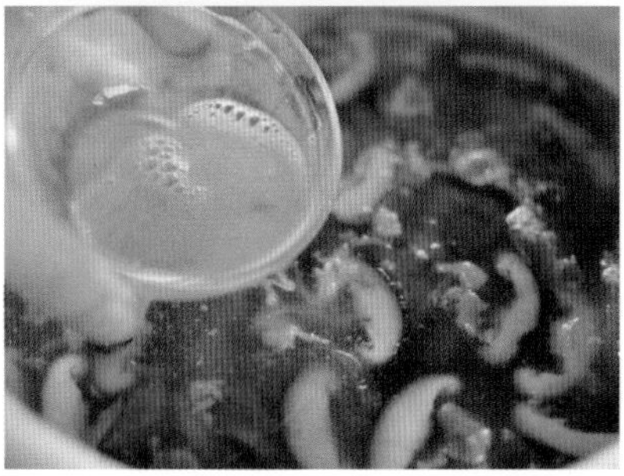

만드는 방법

1 돼지고기 얇게 썬 것을 폭 1cm로 잘라 소금 조금, 청주, 녹말 1작은술씩을 넣어 섞어둔다.

2 목이버섯은 물에 불려 채썬다.

3 양파와 표고버섯은 사방 1cm로 썬다.

4 냄비에 식용유 2큰술을 두르고 잘게 썬 마늘을 넣어 볶다가 **1**, **2**, **3**의 순서로 넣어 볶은 뒤 육수를 붓는다. 끓으면 거품을 걷어내고 불을 줄여 10분간 더 끓인다.

5 토마토는 껍질을 벗기고 사방 2cm로 썰어 **4**에 넣고 청주 2작은술, 소금 1작은술, 간장 1/2작은술, 후추 조금으로 간을 한다. 다시 끓기 시작하면 달걀을 풀어 넣어 줄알을 치고 잘게 썬 쪽파를 뿌린다.

고기완자 청경채 나베

재료

간 돼지고기 400g, 청경채 1~2포기, 마늘 1쪽, 생강 1톨, 대파 1/3개, 달걀 2개, 육수 4컵, 간장 · 청주 · 녹말 · 소금 · 식용유 적당량

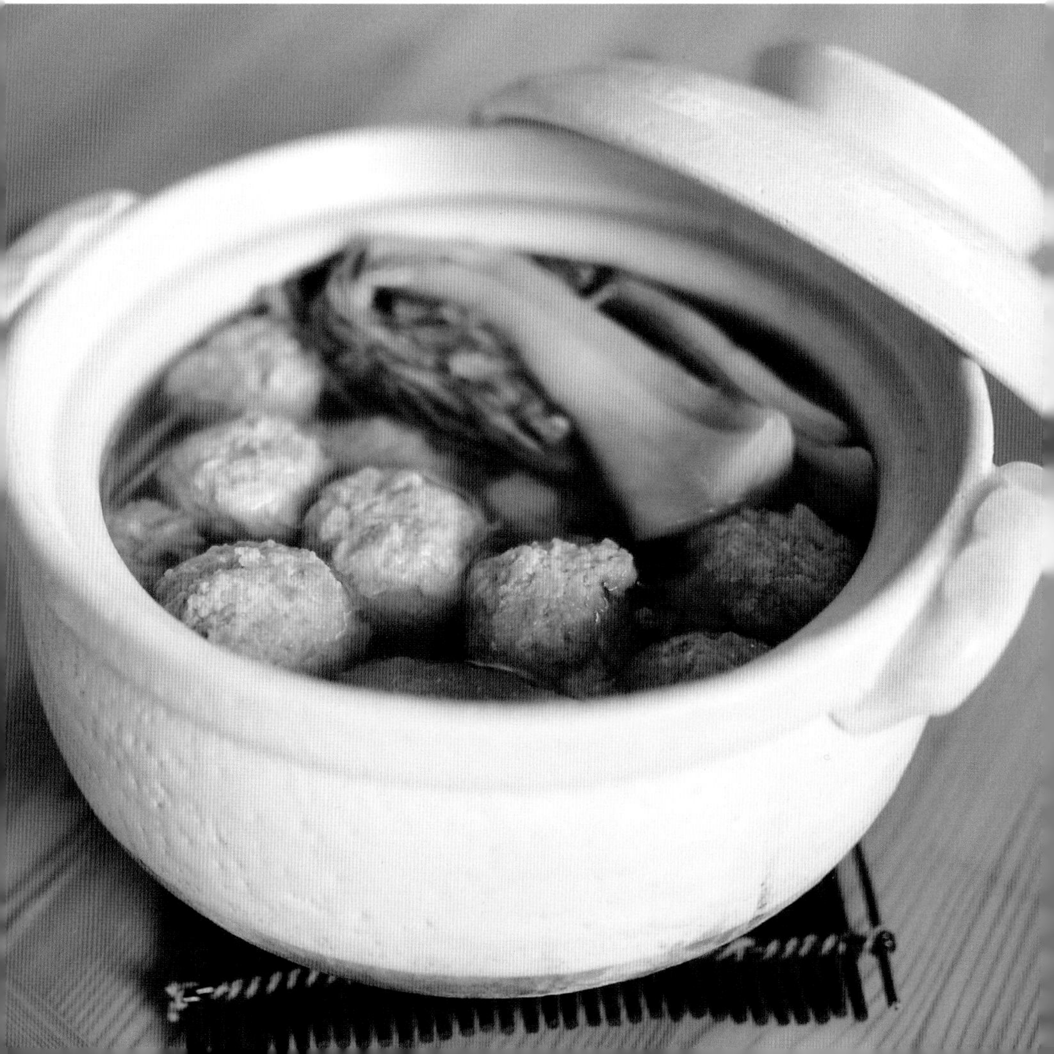

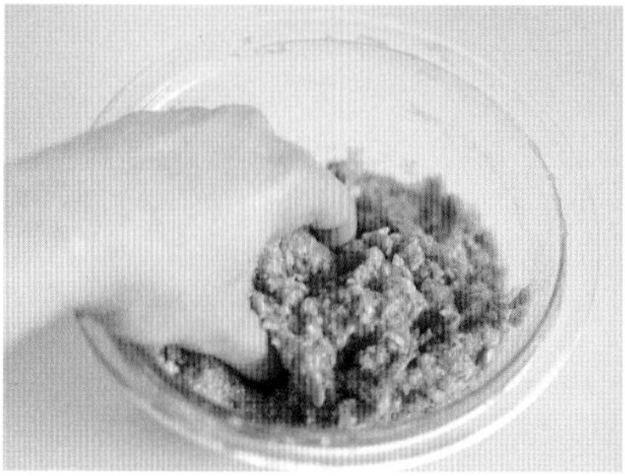

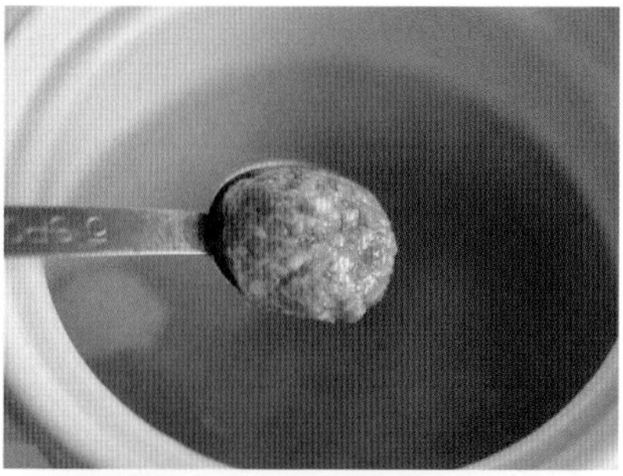

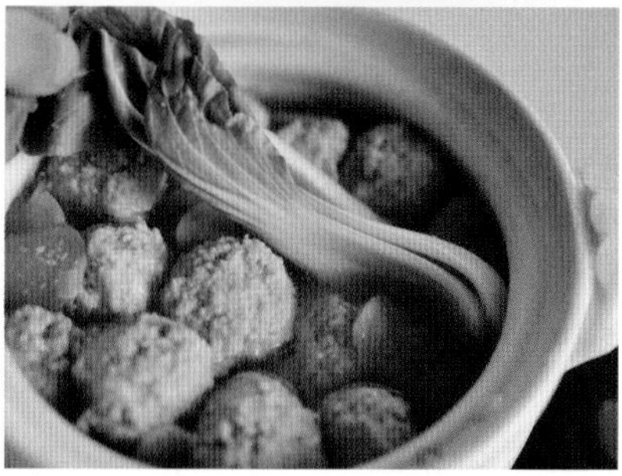

만드는 방법

1 마늘과 생강은 껍질을 벗겨서 얇게 썬다. 청경채는 한 장씩 떼어둔다.

2 볼에 간 돼지고기, 다진 대파, 달걀과 간장 · 청주 · 전분을 각각 1큰술씩, 소금은 1작은술 넣고 손으로 잘 치댄다.

3 나베용 냄비에 식용유 3큰술을 넣어 마늘 · 생강을 살짝 볶다가 육수 4컵, 소금 1작은술, 간장 1큰술, 청주 1큰술을 넣고 취향대로 맛을 조절한다.

4 **3**에 **2**의 고기를 1큰술씩 동그랗게 떼어놓고 익힌다.

5 고기완자가 다 떠오르면 청경채를 넣고 숨이 죽을 정도로 가볍게 한 번 더 끓인다.

마늘소스와 닭 백숙

재료

닭봉 2개, 닭허벅지살 2장, 다시마 7cm, 마늘 4쪽, 청주 3큰술, 두부 1모, 표고버섯 8장, 쑥갓 1다발, 맛간장, 무, 고춧가루

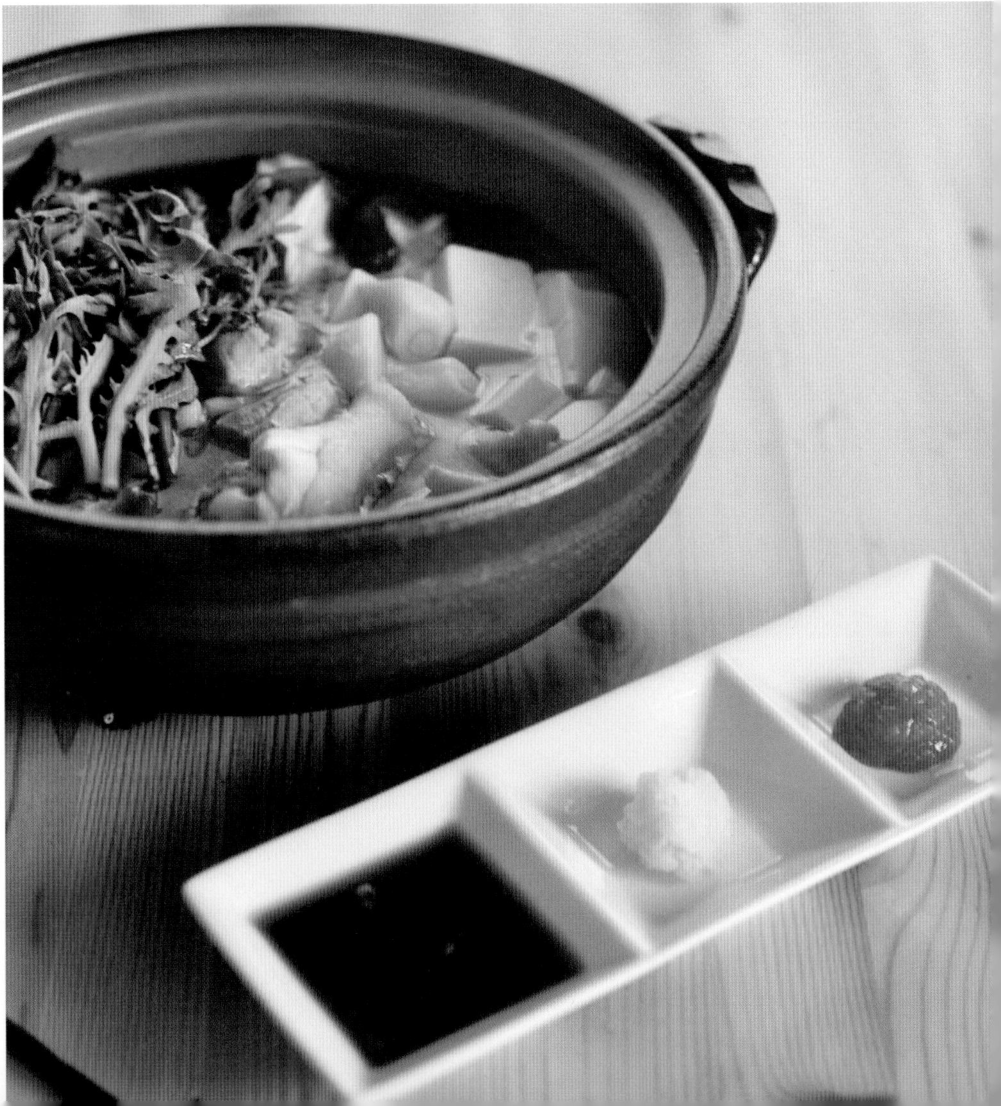

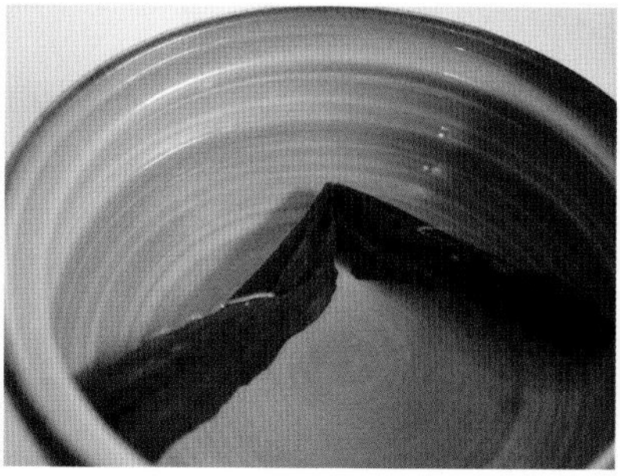

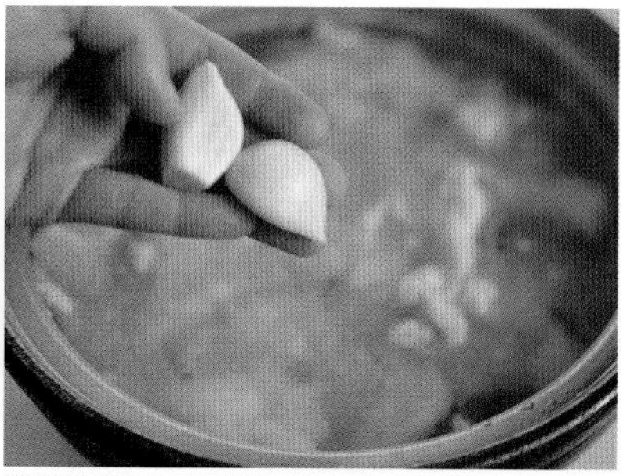

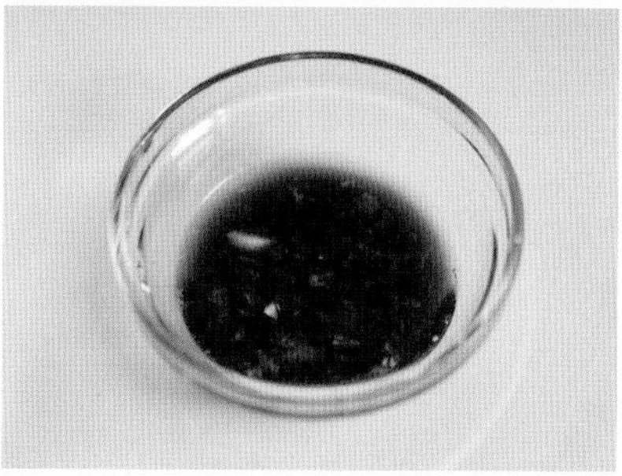

만드는 방법

1 닭허벅지살은 2~3조각으로 큼직하게 잘라 닭봉과 함께 끓는 물에 살짝 데쳐 물기를 빼둔다.

2 냄비에 물 6컵과 다시마를 넣고 끓인다. 물이 끓기 직전에 다시마를 건져낸다.

3 **2**에 **1**의 닭고기를 넣고 끓기 시작하면 불을 약하게 하고, 마늘 3쪽과 청주를 넣고 15~20분간 끓인 뒤 밑동을 떼어낸 표고버섯과 먹기 좋게 자른 두부와 쑥갓을 넣는다.

4 간 마늘 1쪽은 맛간장에 넣고, 무는 갈아서 고춧가루 약간을 섞어 곁들여 먹는다.

백문이 불여일견,
마늘 체험자의 즐거운 고백

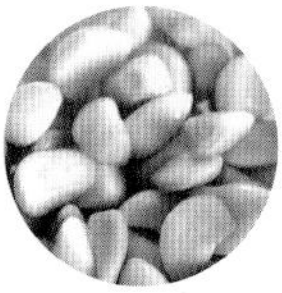

스태미나의 근원은 전통 건강식, 마늘흑설탕절임에!

– 여성 · 44세 · 주부

남편은 마늘 없이는 못 살 정도로 마늘을 매우 좋아한다. 특히 마늘흑설탕절임을 좋아하여 반찬으로나 차와 함께 또는 술안주로 애용한다. 그만 먹으라고 말리지 않으면 집에 있는 마늘을 모두 다 먹어버릴 기세다. 아이들이 "냄새나! 냄새나" 하고 도망가도 상관하지 않고 "나는 좋은걸. 몸이 원하고 먹을 수 있는 것이니까 먹고 싶은 만큼 먹게 해줘. 너무 많이 먹으면 몸이 받아들이질 않아" 하면서 끝장을 본다.

흑설탕절임이라고 하면 매우 달 거라고 생각하기 쉬운데 적당한 단맛에 마늘이 물들게 되어 매우 먹기 좋다. 우리 집에서는 남편을 위해 매년 여러 병을 담그는데 그 방법은 시집와서 시어머니로부터 배웠다. 마늘은 어리고 작은 것을 사용해야 하므로 남편이 유명한 산지에서 질 좋은 마늘을 찾아서 사온다. 어린 마늘을 사용하기 때문에 껍질은 벗기지 않고 소금절임도, 본절임도 통째로 한다.

우선 적당량의 소금으로 마늘을 절여서 3~4일 두었다가 숨이 죽어 부드럽게 되면 씻어서 소금기를 빼고 물기를 잘 닦아 병에 넣는다. 다음에 흑설탕(양은 기호대로)에 물을 넣고 끓여서 걸쭉하게 되면 식힌 후 병에 있는 마늘이 잠길 만큼 붓는다. 마지막으로 마늘 1kg에 대해서 식초 한 컵을 넣는 것이 우리 집의 비법이다.

마늘이 엿 색깔이 되면 마늘흑설탕절임이 완성된 것으로 뚜껑을 꼭 덮어서 냉장고에 보관하며 겉껍질을 제외하고 나머지는 전부 먹는다. 마늘이 익으면 익을수록 부드럽게 되어 맛이 좋아진다. 하지만 남편은 마늘절임이 익을 때까지 기다리지 못하고 2개월 정도 지나면 먹기 시작한다. 담근 국물은 그대로 두고 다음에 마늘 담글 때 다시 이용한다.

마늘흑설탕절임은 올해 52세가 되는 남편을 위한 최고의 건강식으로 남편은 약 따위는 먹어본 적이 없을 정도로 건강하고 정력적으로 일하고 있다. 남편의 스태미나의 근원은 마늘흑설탕절임에 있다고 말할 수 있다. 나 역시 남편과 함께 오래오래 건강하게 살고 싶기 때문에 앞으로도 계속 마늘을 먹을 것이다.

가족 3대가 마늘흑설탕절임 팬, 그래서 가족 모두 건강 그 자체!

– 여성 · 66세 · 농업

남편과 나는 물론 아들 내외와 5세, 3세 되는 손자들까지도 마늘흑설탕절임을 매우 좋아한다. 특히 오래되어서 새까맣게 된 것은 맛이 매우 좋아서 뚜껑을 열면 바로 손자들이 달려들어 입을 벌린다.

나는 절인 음식 만드는 것을 매우 좋아해서 오래 전부터 마늘흑설탕절임을 담갔는데 맛도 조금씩 바꿔가면서 여러 가지로 실험을 해보고 있다. 새까맣게 절인 것은 20년 전에 담근 것인데 아주 맛있다. 20년짜리는 잘 익은 마늘을 사용하지만, 보통은 익을 때까지 밭에 두지 않고 풋마늘을 수확해서 만든다.

우선 마늘에 소금을 뿌려 4일 정도 그대로 둔다. 다음에 마늘을 꺼내어 물기를 잘 닦고 같은 양의 흑설탕을 넣어 절여둔다. 때때로 상태를 보고 마늘에서 나온 수분으로 담근 물의 색이 연하게 되면 그 양만큼 흑설탕을 더한다. 보관식품에서는 곰팡이가 생기지 않도록 하는 것이 중요하지만 흰 곰팡이가 생겼을 때도 흑설탕을 추가해둔다. 1년 정도 두면 먹을 수 있게 되지만, 5년 정도 두면 맛이 완전히 순해져서 먹어도 다음 날 냄새가 나지 않는다.

나는 건강을 유지하기 위해 매일 아침 · 점심 · 저녁으로 하루 세 번 60회씩 줄넘기를 하고 손자들을 배웅하고 마중하면서 한 시간 정도를 걷고 있는데, 가족 모두가 감기에 걸리는 일도 없고 건강하게 보내고 있다. 마늘흑설탕절임을 먹고 있는 덕분이라 생각한다.

마늘분말로 γ-GTP가 정상치로 떨어지고 화분증 증상도 없어졌다

– 남성 · 51세 · 회사원

회사 건강검진을 통해 혈액검사 결과에 이상이 있다는 것을 알게 된 것은 1995년 봄이었다. 간에 장애가 생겼을 때 증가하는 혈중 γ-GTP 수치가 180까지 상승하여(정상은 60 이하) 월 1회 의료기관에 통원하도록 지시 받은 것이다. 생각도 못한 일인 만큼 놀라고 당황해서 단골 약국에 가서 상담했지만 고칠 수 있는 약이 없다고 했다.

그때 신문광고를 통해 간장에 좋은 마늘분말이 있다는 것을 알게 되었다. 속은 셈 치자고 생각하고 곧 주문해서 하루에 네 봉을 먹기로 했다. 이렇게 마늘분말을 계속 먹으면서 매월 회사의 보건진료소에 들러 검사를 받은 결과 점점 수치가 떨어졌다. 1개월째엔 160으로 떨어지고, 그 후로도 한 달에 10~30씩 떨어졌다. 150 → 120 → 110으로 떨어지더니 5개월 뒤에는 100 이하로 내려갔다. 의사로부터 정상치에 가까우니 더 이상 오지 않아도 좋다는 말을 들었을 때는 믿어지지 않았다. 그 후로도 계속해서 마늘분말을 애용하고 있고, 현재 γ-GTP 수치는 안정되어 있다.

나는 화분증(花粉症 : 화분에 의해 점막이 자극되어 일어나는 알레르기. 결막염 · 비염 · 천식 등의 증상이 나타남)으로 매년 봄이 되면 눈이 가렵고 재채기, 콧물이 심해지기 때문에 초봄은 1년 중 가장 싫어하는 계절이었다. 그런데 마늘분말을 먹기 시작한 작년에는 2월이 되어도 화분증 증상이 나타나지 않았다. 마늘은 알레르기성 질환에도 좋다고 들었기 때문에 '어쩌면 나을지도 모른다'고 내심 기대하고 있었지만 실제로 나으리라고는 생각지 않았다. 아직 2월이니 방심하기에는 이르다고 생각했다. 그런데 꽃가루가 본격적으로 날리기 시작한 3월, 4월이 되어도 전혀 증상이 나타나지 않았다.

화분증을 완전히 고칠 수 있는 약은 없다고 듣고 있었던 만큼 춤을 추고 싶을 정도로 기뻤고 이것은 일석이조의 행운이었다. 그 후로 화분증 증상이 나타나지 않은 것은 말할 것도 없고 위장도 좋아졌으며 술을 마셔도 취하지 않게 된 것 등이 최근의 변화다. 이것도 마늘의 효과라고 생각한다. 병약했던 어머니도 나의 영향으로 마늘 드링크를 마시기 시작한 후로 감기도 걸리지 않고 몸이 매우 좋아진 것 같다. 마늘을 만나고 나서부터 정말로 좋은 일만 생긴다.

마늘숙성액으로 꺼칠꺼칠했던 피부, 비듬, 탈모 모두 해소

– 남성 · 56세 · 회사원

나이 50을 넘으면서부터 겨울이 되면 목과 등 쪽의 피부가 꺼칠꺼칠하고 건조해져 가려움으로 고생하고 있었다. 친구에게 의논했더니 "늙어서 그런 거 아냐?"라며 대수롭지 않게 말하기에 의사에게도 가지 않고 있었다.

마늘숙성액을 처음 먹은 것은 1년 전쯤이다. 집사람이 아는 사람에게 듣고 "몸에 좋은 것 같아요."라면서 사왔던 것이다. 과연 그럴까 반신반의하며 먹었는데 이상하게도 가려움이 없어졌다. 당시 머리를 감을 때마다 머리카락이 눈에 띌 만큼 빠지고, 이틀만 머리를 감지 않아도 비듬이 생겨서 걱정하고 있었다. 그렇게 꺼칠꺼칠하고 건조했던 피부가 나았기 때문에 두피에도 효과가 있을지 모른다고 생각하고 머리를 감을 때 린스 대신 마늘숙성액을 사용했다.

마늘숙성액은 먹는 것뿐만 아니라 외용에도 좋다고 하여 빈 샴푸 용기에 물을 넣고 마늘숙성액 2숟가락을 넣어 녹여 머리에 바른 뒤 헹궜다. 나중에는 물로 헹구지 않고 수건으로 닦기만 했는데 정말로 예상했던 대로 적중했다. 일주일째에는 비듬이 나오지 않게 되고 탈모도 적게 되었으며 머리카락에 마늘냄새도 남지 않았다. 덕분에 탈모가 감소되고 머리 가려움도 없어졌다. 게다가 머리카락도 윤기가 생긴 것 같았다. 마늘숙성액을 먹으면서 린스로도 사용해서 효과가 한층 빨랐던 것이 아닐까 싶다.

저녁식사에서는 마늘숙성액을 중간 숟가락 한 술만큼 작은 술잔에 녹여서 샐러드, 회, 고기, 튀김만두 등의 반찬과 함께 먹고 있다. 특히 생선회와 만두를 술안주로 할 때는 끈기가 나서 최고다. 간장은 농도가 진하기 때문에 마늘숙성액이 녹는 데 시간이 걸리지만 염분이 적어지는 장점이 있다. 아침에는 작은 숟가락 한 술 분량을 된장국에 넣어서 잘 녹여서 먹는다. 그냥 먹기 시작한 마늘숙성액이 지금에 와서는 우리집 식탁에 없어서는 안될 조미료가 되었다. 아침에 먹어도, 매일 먹어도 마늘냄새가 나지 않는 것도 장점이다.

나는 골프를 매우 좋아하지만 50세가 되고 나서는 경기를 1라운드로 정해놓고 있었다. 그러나 최근에는 1.5라운드를 해도 다음 날 피로가 남는 일이 없다. 무엇보다 공이 날아가는 거리가 늘어났다. 마늘숙성액 덕분에 몸이 회춘된 것 같다. 이렇게 즐거운 일이 없다. 앞으로도 계속 마늘숙성액을 먹고 열심히 살아가야겠다. 집사람도 완전히 마늘숙성액의 팬이 되어서 '마늘의 힘'에 대해 주변 친구들에게 홍보하고 있다.

비염도 고치고, 거칠었던 손끝까지 깨끗하게

– 여성 · 44세 · 간호사

나는 외부의 급격한 온도변화에 따라 재채기가 심해지는 비염에 시달리고 있었다. 특히 겨울에 심해서 내내 재채기를 하고 있었는데 동료가 "비염엔 마늘 발효시킨 것이 잘 들어"라며 권한 것이 바로 마늘숙성액이었다. 매일 작은 숟가락 한 술 정도의 마늘숙성액을 오블라투에 싸서 먹었다. 마늘숙성액은 매우 연하고 냄새도 적었지만, 출근 전에 먹기 때문에 그래도 냄새가 염려스러워 꼭 오블라투가 필요했다. 2주 정도 계속해서 먹었는데 비염보다도 먼저 또 하나의 고민거리였던 심하게 거칠었던 손이 깜짝 놀랄 만큼 좋아졌다.

내 직업은 간호사로 외과 입원병동에서 목욕할 수 없는 환자들의 몸을 깨끗하게 해주는 일을 하고 있었다. 비누와 따뜻한 물을 이용해 침대에 누워 지내는 환자들의 몸을 깨끗하게 닦아주는 것인데, 많은 환자들을 돌보고 나면 손이 붓고 꺼칠꺼칠해져 핸드크림을 놓을 수 없는 날들의 연속이었다.

때때로 크림이 떨어지면 딱딱하게 건조한 손끝 피부가 갈라져 피가 나기도 했다. 그 아픔은 말로 표현할 수 없을 정도다. 그것이 마늘숙성액을 먹고 낫기 시작한 것이다.

3개월이 지나자 남들 앞에 내밀 수조차 없이 거칠었던 손이 완전히 깨끗해졌다. 그 후 비염 증상도 나타나지 않고 변비도 나아서 마늘숙성액에 감사하며 계속해서 먹고 있다.

마늘숙성액은 우리 집 만능약

– 여성 · 73세 · 주부

마늘숙성액을 애용하기 시작한 지 13년. 나는 평소 약을 매우 싫어하지만 자연식품인 마늘은 안심하고 매일 먹고 있다.

나는 젊었을 때부터 냉증으로 여름에도 두꺼운 양말을 신고 있지 않으면 안 되었고, 혈압도 낮아 쉽게 피로해져 저녁이 되면 녹초가 되었다. 그러던 것이 마늘숙성액을 귀이개 정도 크기로 한 술씩 매일 먹은 지 1년 정도가 지나면서부터 저녁이 되어도 전혀 피곤을 느끼지 않게 되었다. 아들도 마늘숙성액을 먹으면 피곤하지 않다며 신기해했다.

어느 날 남편이 깨진 맥주병에 손을 베어 뼈가 보일 정도의 상처를 입었는데 마늘숙성액을 발랐더니 곧 통증이 없어지고 상처도 깨끗해지며 새살이 돋아서 우리를 깜짝 놀라게 했다. 그 후 남편이 손목을 삐었을 때도 마늘숙성액이 대활약을 하여 퍼런 멍이 쉽게 없어졌다.

언니는 티눈에 마늘숙성액을 바르고 있었는데 얼마 지나자 연필심같이 딱딱한 것이 생기고 곧 그것이 떨어져나가 완전히 좋아졌다고 했다. 이런 이유로 마늘숙성액은 우리 집에 없어서는 안될 만능약이 되었다.

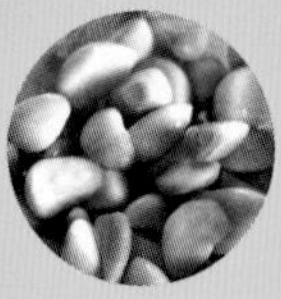

부록

마늘! 무엇이든 물어보세요

어떻게 해도 걱정되는 마늘냄새, 좋은 대책이 있나요?

질문1

마늘을 매우 좋아하기 때문에 자주 먹는데, 먹은 뒤의 냄새가 걱정됩니다. 간단히 냄새를 없애는 좋은 방법이 있다면 가르쳐주세요.

대답

마늘은 먹는 양에 비해서 냄새가 강하기 때문에 적당한 양을 먹는 것도 중요하지만 냄새를 걱정하지 않고 먹는 것도 중요합니다. 가장 좋은 방법은 같이 생활하는 사람들이 모두 함께 먹는 것이지만 언제나 동료들과 함께 먹을 수는 없겠죠. 그래도 다음과 같은 방법을 취하면 냄새를 완전히 냄새를 제거할 수는 없어도 어느 정도는 효과가 있을 것입니다.

- **채소를 이용한 주스를 마신다**

  가장 효과가 있는 것은 녹즙입니다. 마늘을 먹은 뒤 곧 녹즙을 마시면 냄새가 거의 사라집니다. 녹즙을 마시기 힘들어하는 사람에게는 셀러리와 파슬리를 섞어서 만든 주스를 권합니다. 여기에 레몬을 첨가하면 한결 마시기 쉽게 되고, 우유를 마시는 것 이상으로 냄새를 없애는 효과가 있습니다.

• **우유를 마신다**

우유를 단숨에 마시지 말고 씹듯이 천천히 마시는 것이 중요합니다. 이렇게 하면 우유 속의 단백질이 마늘의 냄새성분과 결합하여 위장으로 내려갑니다.

• **커피콩을 씹는다**

외국인들이 잘하는 방법입니다. 볶은 커피콩(커피나무 열매, 커피의 원료) 5~6알을 씹고 물로 입안을 잘 헹굽니다. 커피콩의 향기가 마늘냄새를 숨겨주고, 커피콩 속에 들어 있는 특수한 성분이 마늘의 냄새성분과 결합해서 냄새를 제거하는 역할을 합니다.

• **된장국을 마신다**

대두 속에도 커피콩에 존재하는 것과 같은 탈취성분이 있기 때문에 커피콩을 씹는 것과 같은 효과를 발휘합니다.

• **땅콩을 씹는다**

볶은 땅콩 열 알 정도를 잘 씹어 먹으면 마늘냄새를 땅콩 향으로 거의 숨길 수 있습니다.

• **껌과 차 찌꺼기를 씹는다**

껌과 차 찌꺼기를 오랫동안 씹고 있으면 타액 분비가 좋게 되고, 타액 속의 단백질이 마늘의 냄새성분과 결합해서 위장으로 흘려보내주기 때문에 냄새가 빨리 제거됩니다. 껌은 엽록소가 함유된 것이 보다 효과적입니다.

• 자스민차를 마신다

중국요리에도 마늘이 자주 등장하는데, 중국인이 좋아해서 자주 마시는 향이 진한 자스민차에는 냄새제거 효과가 있습니다. 커피, 홍차, 우롱차, 민트 등의 허브차에도 같은 효과가 있습니다. 이들 차를 마실 때는 약간 진하게 타서 입안에 머금고 있다가 천천히 삼키면 좋습니다.

• 허브, 계피, 흑설탕을 입에 머금는다

차를 마시는 것 외에 허브, 계피, 흑설탕 등도 탈취작용이 있습니다. 마늘을 먹은 후 이것들을 입안에 머금으면 개운해집니다.

• 구취제거제를 사용한다

시판되고 있는 구취제거제들을 사용해도 입안이 개운해집니다. 단, 일시적이기 때문에 잠시 지나면 또 냄새가 날 수 있으므로 반복해서 사용할 필요가 있습니다. 엽록소를 함유한 것은 어느 정도 효과가 유지됩니다.

질문2

마늘껍질을 벗기고 나면 손가락이 얼얼해지고 손에 밴 냄새도 좀처럼 없어지지 않아 곤란합니다. 마늘껍질을 잘 벗기는 방법이 있을까요?

대답

마늘은 자극이 강하기 때문에 약한 피부에 직접 닿으면 피부병이 생기는 경우도 있습니다. 한두 조각이라면 그다지 큰 영향은 없겠지만, 마늘식초절임을 만드는 등 대량으로 사용할 때는 얇은 고무장갑이나 비닐장갑을 이용하면 피부도 지킬 수 있고 냄새도 배지 않아 매우 편리합니다. 또 한번 손에 밴 냄새는 좀처럼 없어지지 않기 때문에 바로 손을 씻는 등의 처치를 해야 합니다. 간편하게 벗기고 잘게 썰 수 있는 조리기구를 이용하는 것도 한 방법이겠죠.

질문3

마늘탕에 들어가면 몸에 마늘냄새가 배지 않나요?

대답

마늘을 욕조에 넣기 때문에 입욕 중에는 냄새가 염려될지도 모릅니다. 피부가 접히는 곳에 들어가면 냄새가 나겠지만 욕조에서 나와 잘 헹구고 타월로 닦고 건조시키면 냄새는 사라집니다. 따라서 몸에 냄새가 배는 일은 없습니다.

잘못 사용하면 트러블의 원인이 되는 마늘, 효과적인 사용법은?

질문4

직업상 매일 마늘을 먹기 어렵습니다. 매일 먹지 않으면 효과가 없을까요?

대답

마늘은 약이 아니기 때문에 반드시 매일 규칙적으로 먹어야만 한다는 법은 없습니다. 또한 마늘은 치료보다도 예방에 효과가 있기 때문에 피로가 쌓였다든지 감기 기운이 있다고 해서 그때만 먹어도 바로 효과가 난다고 하기는 어렵습니다. 자주 먹어야 효과가 지속되기 때문에 규칙적으로 계속해서 먹는 것이 중요합니다. 간장이 건강하다면 간장 자체에 탈취작용이 있기 때문에 매일 소량을 먹는 경우에는 냄새도 그다지 걱정할 필요가 없습니다. 그래도 냄새가 너무 걱정된다면 시판되는 정제 등을 먹는 것도 좋겠지요.

질문5

마늘은 하루에 얼만큼 섭취하는 것이 적당한가요?

대답

마늘을 잘 먹으면 여러 증상을 완화시킬 수 있지만 너무 많이 먹으면 해가 됩니다. 마늘은 가열하기도 하고 다른 식품과 함께 섭취하는 등 먹는 방법에 따라 다르지만 생것은 하루 한 쪽, 초절임이나 가열한 마늘은 2~3쪽이 좋습니다. 정제나 액체로 시판되는 마늘제품들도 설명서의 지시를 지키세요. 단, 개인차가 있기 때문에 위장이 약한 사람은 조금 적게, 반대로 꽤 피곤할 때는 조금 많이 먹어도 괜찮습니다.

질문6

언제 먹는 것이 가장 효과적입니까?

대답

냄새가 걱정되지 않는다면 아무 때나 먹어도 좋습니다. 그러나 사람들과 접하는 일이 많아 냄새가 걱정된다면 저녁 이후가 좋겠지요. 마늘은 먹고 나서 6~7시간 후에 효과가 나타나기 때문에 저녁에 먹으면 다음 날 좋습니다.

질문7

체력이 약하고 몸이 그다지 건강한 편이 아닌데 건강한 사람과 같은 양의 마늘을 먹어도 괜찮을까요?

대답

위장이 매우 약한 사람이 아니면 특별히 문제는 없습니다. 마늘을 매일 계속해서 먹으면 체력도 좋아지고 건강해질 것입니다. 생것 말고 열을 가해서 자극이 적게 만든 것을 여러 차례 나누어 먹고 상태를 봐가면서 지속해보세요.

질문8

피곤할 때 생마늘을 먹었더니 위통이 생겨 식은땀이 날 정도로 괴로웠습니다. 식전이었던 것이 문제였을까요?

대답

마늘을 공복에 많이 먹으면 위통을 일으킬 위험이 있기 때문에 피해야 합니다. 많이 먹으면 위를 상하게 하여 마늘궤양을 일으킬 수 있습니다. 마늘은 적당량을 먹는 것이 좋습니다. 마늘만 먹는다면 식후에 먹는 것이 무난합니다.

질문9

술과 함께 마늘을 먹으면 취하지 않는다거나 간장병에 걸리지 않는다고 하는데 사실인가요?

대답

마늘에는 간을 보호하는 작용이 있기 때문에 술을 마시는 사람에게 권할 만합니다. 술을 마시기 전에 마늘을 먹어두면 쉽게 만취하지 않습니다. 또한 구운 마늘이나 튀긴 마늘을 안주로 하면 맛있게 먹을 수 있을 뿐만 아니라 간을 어느 정도 보호해줍니다. 하지만 마늘을 아무리 많이 먹어도 음주량이 지나치면 효과를 기대할 수 없기 때문에 정도껏 마시고, 마늘도 지나치게 많이 먹지 않도록 주의합시다.

질문10

어깨결림에 마늘습포가 효과가 있다고 들어서 생마늘을 갈아내려 거즈에 발라 어깨에 붙였더니 바로 염증이 생겼습니다. 염증을 막는 방법이 있나요?

대답

마늘습포는 마늘을 그대로 사용하는 것이 아니라 밀가루를 귓불같이 말랑말랑하게 해서 거기에 마늘즙을 10% 정도 섞어서 만듭니다. 이것으로 습포를 하면 마늘의 성분이 혈행을 촉진시켜 피부에 침투하기 쉽게 되기 때문에 장시간 같은 자세를 취해서 근육의 긴장이 계속되고 혈류가 나빠져 생긴 어깨결림에 효과입니다. 하지만 장시간의 습포나 피부가 약한 사람에게는 듣지 않는 경우가 있습니다. 성별과 사용량에 따라 차이가 있기 때문에 마늘즙의 양을 적게 해서 약하게 사용해주세요. 마늘을 습포 등 외용할 때는 반드시 사전에 피부에 실험해보세요.

질문11

스태미나를 증강하기 위해 마늘분말을 사용하는데, 친구로부터 마늘이 혈압을 상승시킨다는 말을 들었습니다. 사실인가요? 지금 저는 정상혈압이지만 양친 모두 고혈압이셔서 불안합니다.

대답

마늘을 먹으면 고혈압이 된다는 것은 전혀 근거 없는 말입니다. 마늘을 먹으면 몸이 따뜻해져오기 때문에 혈압이 높아지는 것처럼 느끼는 것뿐입니다. 마늘은 혈관을 확장시켜 혈액의 흐름을 좋게 해주는 효과가 있기 때문에 피로회복에 도움이 되고, 혈압을 정상으로 회복하는 데에도 도움이 됩니다. 안심하고 계속 드셔도 좋습니다.

질문12

빈혈이 있는 사람에겐 마늘이 좋지 않다고 들었습니다. 그런데 최근 읽은 건강잡지에서는 마늘이 빈혈을 고친다고 합니다. 어느 쪽이 맞나요?

대답

토끼에게 마늘을 대량으로 주었더니 위와 장이 손상되어 소화 · 흡수가 나빠지고 조혈작용이 감소된다는 연구결과가 있었습니다. 이것이 마늘을 먹으면 빈혈이 된다는 잘못된 정보의 근거가 되었다고 생각됩니다. 하지만 이것은 어디까지나 사람으로서는 도저히 먹을 수 없는 보통 섭취량의 천 배에 가까운 양을 먹었을 때의 이야기이기 때문에 실제로 빈혈이 된다고는 말하기 어렵습니다. 마늘의 약효성분인 알리신은 조혈기능에 뛰어난 효능을 발휘합니다. 하루 한두 조각의 적당한 양을 먹을 경우에는 빈혈 상태 개선에 도움이 될 것입니다.

질문13

여러 종류의 마늘제품이 있는데 가공하거나 조리해도 효과는 변하지 않나요?

대답

마늘의 알리나제라는 효소의 활성은 가열하면 2~3분 만에 파괴되어 효과가 없어지기 때문에 알리인이라는 성분을 유효성분인 알리신으로 변화시키기 어렵게 됩니다. 따라서 기본적으로는 마늘에 어떠한 것도 가하지 않고 생으로 이용하는 것이 가장 좋습니다. 그러나 실제로는 알리나제가 파괴되어도 체내의 비타민 B_1이 이를 대신하기 때문에 효력은 변하지 않습니다. 생으로는 냄새도 강하여 좀처럼 사용하기 어렵기 때문에 가공품을 사용하기도 하고, 먹기 쉽게 조리해서 질리지 않고 계속 먹을 수 있게 하는 것이 중요합니다. 가열할 경우는 장시간 고온에서 가열하지 않도록 합니다.

좋은 마늘을
고르는 방법 · 조리법 · 보관법은?

질문14

마늘은 1년 내내 구입할 수 있지만 특별히 구입하기 적절한 계절이 있나요?

대답

수확시기는 지방에 따라 다소 차이는 있으나 8월이 적기라고 말할 수 있습니다. 출하할 때까지는 건조기간을 두기 때문에 시중에 나오는 것은 8월부터 초가을경입니다. 햇것이 역시 신선하고 저렴하므로 출하 때 많이 구입해서 잘 보관하면 좋겠지요.

질문15

마늘은 국산, 중국산 등이 있는데 종류에 따라 효과가 다를까요? 좋은 마늘 고르는 방법도 가르쳐주세요.

대답

마늘은 산지와 품종, 비료 주는 법 등에 따라서 약효에 차이가 있습니다. 마늘 연구자들의 실험결과에 차이가 있는 것도 각각의 마늘이 함유하고 있는 당분과 매운 성분 등의 유효성분에 차이가 있기 때문이라고 합니다. 가정에서 사용하는 경우에는 우선 다음과 같은 점들을 확인하고 구입하면 틀림없겠지요.

• 적기에 출하되었으며 껍질이 깨끗한 백색이고 윤이 나고 신선한 것
• 형태가 둥글고 중량감이 있는 것
• 단, 껍질이 팽팽하고 밑이 움푹 패여 있는 것, 껍질이 갈색을 띠고 까칠까칠 하게 건조되어 있는 것, 가벼운 것 등은 오래된 것이므로 피한다.

질문16

스테이크 등 육류 요리에는 '반드시'라고 해도 좋을 만큼 마늘이 곁들여지고 있습니다. 맛 외에도 다른 의미가 있나요?

대답

마늘은 고기의 맛을 더할 뿐만 아니라 마늘의 알리신과 단백질이 결합하면 단백질은 알리신의 냄새를 약하게 하고 알리신은 단백질의 소화를 돕는 상호작용을 합니다. 이렇게 마늘과 단백질의 궁합은 매우 좋고 영양과 맛의 문제뿐만 아니라 냄새제거에도 좋습니다. 그밖에 냄새제거에 도움이 되는 재료에는 우유, 생선, 치즈, 된장 등이 있습니다.

질문17

최근 무취마늘을 자주 볼 수 있는데, 일반 마늘과 약효가 같은가요?

대답

마늘이 냄새가 나는 것은 알리신이 제 역할을 하고 있다는 증거라고 할 수 있습니다. '무취'란 알리신을 모두 제거하는 것입니다. 마늘은 알리신에 여러 가

지 약효가 있는 것으로 증명되었기 때문에 알리신이 없다면 그다지 큰 약효를 기대하기 어렵습니다. 일반 마늘의 냄새를 제거하는 방법을 연구하여 채소와 고기, 생선 등과 함께 요리해서 맛있게 먹는 것이 더욱 건강에 도움이 됩니다.

질문18

마늘만 먹기에는 꺼려져서 요리에 적절히 넣어서 먹고 싶습니다. 마늘의 효과를 더욱 높이는 방법을 가르쳐주세요.

대답

마늘에서 얻을 수 있는 알리신은 비타민 B_1과 결합할 수 있고, 비타민 B_1의 흡수를 좋게 만드는 물질을 생성하기 때문에 비타민 B_1이 많이 함유된 식품과 함께 먹으면 보다 효과적입니다. 비타민 B_1이 많은 식품으로 대표적인 것은 돼지고기, 콩류, 대두식품, 참깨 등입니다. 모두 마늘과 궁합이 맞기 때문에 같이 먹는 방법을 연구해보면 좋겠지요. 또 양질의 단백질을 많이 함유한 식품과 함께 먹도록 하십시오. 단백질이 풍부한 식품은 돼지고기, 어류, 대두, 두부와 같은 제품으로 비타민 B_1을 많이 함유한 식품과 겹치는 것이 많습니다. 그러나 지나치게 편중된 식사는 마늘의 효력을 모두 발휘시키지 못합니다. 해초와 채소 등도 충분히 섭취하고 균형 잡힌 식사를 하는 것이 중요합니다.

질문19

식초마늘을 만들었더니 식초도 마늘도 모두 청색으로 변했습니다. 먹어도 괜찮을까요?

대답

이것은 마늘을 식초와 소주에 담가서 보관할 때 자주 발생하는 변화로 꽤 진한 청록색으로 됩니다. 유기비료를 사용한 경우에 자주 볼 수 있습니다. 색의 정도는 마늘에 따라 차이가 있습니다만, 대체로 10일 전후로 파랗게 되기 시작해 20일에서 1개월 정도 지나면 점차 색이 옅어지고 2개월이 지나면 색이 없어집니다. 이 색소는 유해한 것이 아니기 때문에 전혀 문제가 없습니다. 먹어도 괜찮습니다.

질문20

식초마늘을 상온에 보관했더니 부글부글 거품이 생겼습니다. 그대로 두어도 괜찮을까요?

대답

보관온도는 15℃ 이하가 좋습니다만 온도가 높으면 발효하여 질문하신 것처럼 거품이 나옵니다. 식초와 병뚜껑 사이에 어느 정도의 공간을 만들어두면 막을 수 있지만 그래도 거품이 생기면 냉장고에 보관하세요. 조용히 가스를 빼고 그대로 담가두어도 몸에 해롭지 않습니다.

중앙생활사 Joongang Life Publishing Co.
중앙경제평론사 | 중앙에듀북스 Joongang Economy Publishing Co./Joongang Edubooks Publishing Co.

중앙생활사는 건강한 생활, 행복한 삶을 일군다는 신념 아래 설립된 건강 · 실용서 전문 출판사로서
치열한 생존경쟁에 심신이 지친 현대인에게 건강과 생활의 지혜를 주는 책을 발간하고 있습니다.

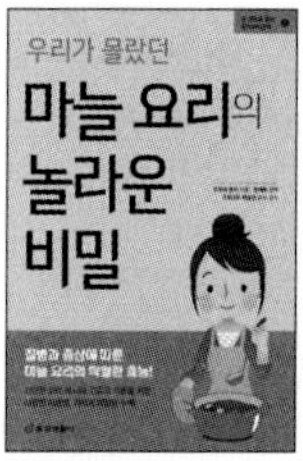

우리가 몰랐던 마늘 요리의 놀라운 비밀

초판 1쇄 인쇄 | 2018년 5월 18일
초판 1쇄 발행 | 2018년 5월 23일

지 은 이 | 주부의 벗사(主婦の友社)
편　　역 | 한재복(JaeBok Han)
요리·감수 | 백성진(SungJin Baek)
펴 낸 이 | 최점옥(JeomOg Choi)
펴 낸 곳 | 중앙생활사(Joongang Life Publishing Co.)

대　　표 | 김용주
책임편집 | 김미화
본문디자인 | 박근영

출력 | 한영문화사　종이 | 한솔PNS　인쇄 · 제본 | 한영문화사

잘못된 책은 구입한 서점에서 교환해드립니다.
가격은 표지 뒷면에 있습니다.

ISBN 978-89-6141-217-9(03320)

원서명 | ぜったい効く!ニンニク

등록 | 1999년 1월 16일 제2-2730호
주소 | ㊐ 04590 서울시 중구 다산로20길 5(신당4동 340-128) 중앙빌딩
전화 | (02)2253-4463(代)　팩스 | (02)2253-7988
홈페이지 | www.japub.co.kr　블로그 | http://blog.naver.com/japub
페이스북 | https://www.facebook.com/japub.co.kr　이메일 | japub@naver.com
♣ 중앙생활사는 중앙경제평론사 · 중앙에듀북스와 자매회사입니다.

※ 이 도서의 국립중앙도서관 출판시도서목록(CIP)은 서지정보유통지원시스템 홈페이지(http://seoji.nl.go.kr)와
국가자료공동목록시스템(http://www.nl.go.kr/kolisnet)에서 이용하실 수 있습니다.(CIP제어번호:CIP2018013609)